U0675057

福建民国时期中医学校教材丛刊

——三山医学传习所卷·第三册

总 主 编　李灿东　苏友新

执行主编　陈　莘　王尊旺　陈建群

全国百佳图书出版单位

中国中医药出版社

·北　京·

本册目录

國父遺教

力行

長主張

關於越南北境設置軍政府

戰區及行署即遷入老河口

湖監察使將赴湘鄂復區宣慰

粮食部京滬等特派員隨軍出發

（中央社二十五日電）第一方面軍駐昆辦事處息：盧司令……越後，將仿照盟軍佔領……大利辦法，成立軍政府……越北全部公……分別負責治理。

（中央社二十六日電）老河口日軍二十日起五時半撤……入城內，五戰區……長官……全城……

迄今尚無所知

新加坡……

杜立特等返美途中

（重慶中央社二十七日電）……

有三人昨日抵市虞，劉……昆明，其中爲美陸軍士兵十八人，海軍陸戰隊員二人，英籍有一人。……返美途中，瀋陽釋出……之戰俘中，三十一已抵……

西南聯大本學期末遷回

（昆明中央社二十六日電）西南聯大……北大，清華，南開……校問題，經該校校務會議決定具體辦法：（一）……本……提早兩週……暑假……大錄取新生一……陸九月十八日……舊生定二……

布拉登之任命案

杜魯門定九月五日提出

……十七日起註冊，九月三十日正式上課。

（重慶中央社二十七日電）……美國務……助理……處理拉丁美洲……務，乃……

其對美國與阿根廷現政……

英美派要員赴美商談

……租借法案停止後……

美對貸款事迄未答覆

（倫敦中央社二十六日路透電）……

日希冀重建經與

將設立龐大之組

岡崎勝男爲中央聯

外務省復新任部局官員多人

（重慶中央社廿七日電）……東京……朝野之賢達人七……

六日合衆電）此間救濟……日本數季克阿瑟元帥之……目前在中國境內之大量日本僑民傷兵及老弱幼孺等等，或則爲……

中蘇同條約

14100009368871
福建中医药大学图书馆
藏书章

避法

避疫之法。當無事時。庭堂房屋。洒掃光明。厨房溝渠。整理潔淨。窗户要通風透氣。凡黑黯潮濕之處。切勿居住。若聞近鄰有鼠死。家中即當時常查察。埋鼠時掩鼻轉面。勿觸其氣。如誤觸其氣。急取逆風吹散之。此内經所謂避其毒氣。天牝從來。復得其往之法也。並宜蘸用如意油試鼻。以避邪氣。家中之人。不可坐卧地。蓋奴婢小兒偶要穿鞋。農人亦須穿草鞋。以隔地氣。瘟勢猖急。即宜遷避。急遷清淨之處。得大樹下陰涼當風處為妙。或泛舟水上更妙。否則近活水當氣處亦住縣底厚鋪幼沙以壓毒氣。又將房屋瓦上撥開見天，以透空氣。不可擁雜眾人之穢，反易致病。坐卧勿近地，不可飽食煎炒熱物及辛毒之味。亦不宜飲冷凍湯水。男女因房事感受此病者更難救療。尤須戒慎。

暑病

原因

暑之為氣，在天為熱。在地為火。在人臟為心。故暑病相火行令也。夏日人感之。自口鼻而入。傷心包絡之經。內經云。先夏至日為病溫。後夏至日為病暑。夫暑病大端有四。一曰傷暑。一曰冒暑。一曰中暑。一曰伏暑。傷暑者。静而得者也。陰證也。或納涼廣厦。起居不節。汗出煩躁。面垢。背微惡寒。手足微厥。甚則灑然毛聳。腠理開則灑灑然寒。閉則蒸蒸熱悶。此心包之火不勝時火。故反微惡寒也。倚坐卧陰涼。表虛不任風寒。若誤以外感治必害。或涼亭水閣。密樹濃陰。過受涼快。為寒所襲。頭疼惡寒發熱。肢體拘急。是感寒之類。脉必弦緊。或脾氣虛弱。汗多惡寒。或傷飲食生冷。泄瀉嘔吐霍亂者。此概傷暑之因也。中暑者。動而得之者也。陽證也。或遠行勞役。大熱而渴。陽氣内伏。

熱合於脅。爲水不勝也。發熱煩渴。氣息喘促。日晡病
減。此脾胃大虛也。或農夫之於田野。及慣於役力之
人。過與燔灼。頭額痛。發熱大渴引飲。脈洪大。或年老
及虛弱之人。陽氣不足。及陰虛多火。遇熱必熾。凡以
中暑。皆太陽經分之證。甚或卒倒不省人事。乃暑熱、
內迫也。夫傷暑中暑、皆暑病之重且大者。故傷暑則
暑熱之邪傷在肉分。中暑則暑熱之邪傷及臟腑。而
又有尋常感受暑氣。致腹痛水瀉者。乃胃與大腸感
邪之故。惡心嘔吐者。乃胃口有痰飲。而又感邪之故。
此皆名冒暑。是暑病之輕且小者。又伏暑者。暑久伏

所為病也。蓋人受暑邪。感而即發。謂之暑病。若熱毒之氣既而受之。或為些小風寒所固。此毒遂漸漸入內。伏於三焦腸胃之間。或秋或冬。久久而發。此暑毒伏於人身之內也。亦有夏月晒書曝衣。暑氣未散。隨即收藏。至秋冬近之。其氣亦從口鼻而入。入而即發。此暑毒伏於物。而觸於人者也。故伏之一字雖同。其所以然則異。然此二端。其變生之病。或霍亂吐瀉。或洩痢腹痛。或瘧發寒熱。皆能致之。暑多挾濕。皆當細詢其因。甚或有身熱足冷。其勢則危矣。

症狀

一百七十一

傷暑之証。有吐利腹痛。氣逆發熱。頭疼煩渴。肢冷痛。前板齒寒無汗。脈虛或遲或伏。昏悶蒸。有身熱小便不利蒸。有吐瀉寒熱。喘咳痞滿。體腫倦臥便赤者。有發熱嘔血者。有暑天身熱。頭疼燥渴者。中暑即中暍也。其症有夏月勞苦。卒然昏暈。甚者若死者。必與冷水即死。禁臥冷濕之地。又有煩渴口燥悶亂者。有冒暑伏熱。引飲過多。及恣啖生冷。致脾胃受寒。必腹痛嘔泄。水穀不分。脈沉而緊。又有夾水傷暑者。汗出當風。或冷水浸澡。或坐臥於地。以至水濕畜於身中。適又感暑邪生病。非全由暑傷也。伏暑之證。背寒面垢。

少有勞。身即熱。口開前板齒燥。小便已、洒洒然毛聳。

入門曰每於夏月後發者。為伏暑也。

診斷

仲景曰傷暑脈虛。又曰、脈虛身熱。得之傷暑。脈訣曰、暑傷於氣所以脈虛。弦細芤遲。本事曰、蓋寒傷形。熱傷氣。氣傷則氣消而脈虛弱。所以弦細芤遲皆虛脈也。正傳曰暑脈虛而微弱。或浮大而散。或隱而不見。皆虛脈也。三因曰、中暑之脈。陽弱陰虛。微遲似芤。活人曰、中暑與熱病相似。但熱病脈盛。中暑脈虛。以此辨之。劉復真云。暑脈虛而微弱。按之無力。又脈來隱伏。皆暑脈也。寒病傳經。故脈日變。溫熱不傳經。故不變。寒病浮洪有力易治。芤細無力難治。溫熱不然。溫熱有一二部無脈者。暑熱有三四部無脈者。被火所過。而伏絕脈也。於病無妨。蓋溫熱病發在一二經。始終在此。更不傳遞別經者。其一二經或洪數。則別經弱且伏。依經絡調之。伏者起。洪者平。乃愈徵也。至有內傷挾暑者。暑月房勞。兼膏粱水菓雜進。至周身陽氣不伸。脈沉細或弦緊。面垢無汗惡寒。四肢厥逆拘急。霍亂嘔吐。或吐利兼作。脈微欲絕。或虛浮而散。此為險病。急當救之毋緩。又有暑瘵者。夏月頭面外項赤腫。

或咽喉腫痛。或腿足腳腫。長至數寸。不能步履。而頭痛內燥。日夜發熱不止。與凡癰毒發熱。晡甚旦止者不同。蓋熱一解。腫自消。全無膿血。非外症也。有暑瘡者。周身發泡。如碗如杯。如桃如李。光亮脆薄。中有臭水。由濕熱之水。泛於皮膚。甚者內潰便閉。口瘡臭穢。種種皆暑病之兼及者也。要之暑病所由之經固屬太陽。亦有由陽明者。發熱汗大出。微惡寒為太陽矣。面赤大汗。煩渴喘急。即陽明也。甚者脈洪大。昏不知人。有似熱証。但忽輕忽重為異耳。故惡人偶然被暑。必身熱背惡寒。汗出口渴。煩燥悶亂。痰逆惡心。或吐

中暑科

瀉轉筋。小便閉濇。指頭微寒。若脾胃素弱。上焦不足。者濕鬱蒸。肢體困倦。頭重心煩。飽悶喘促。早晚寒。日午熱。此氣血俱虛也。或夏月汗太多。身體重痛。肢節麻。或渴或不渴。或小便黃澁。此風鬱汗濕與暑相搏也。故人當濕熱盛時。如梅天夏雨。體倦神疲。胸滿促肢冷。或氣高喘。身煩熱。溺黃赤。大便溏。自汗不食。即防暑病。若安樂之人。當暑惡寒身重。昏眩寒熱。嘔吐腹痛。乃夏月感寒。非暑病也。

療法

暑乃六淫中無形之火。大率以有形之水制之。由暑宜解暑和中。中暍宜瀉火益元。傷暑宜補元氣。冒暑宜運脾健胃。兼以清暑。伏暑隨其所發。按症施治。挾濕熱，必須清濕，氣傷尤宜益氣。熱深者法當解熱。夏月在道中中熱暍者。其人如死，急扶在陰涼處，勿居濕地，取途中熱土，堆積臍上。作一圈窩。令人尿其中。煖氣入腹，其人即醒，冷水不可入口。當用溫和湯灌之。如不能咽。或飲童便半碗亦佳。倘中暑在家庭發病。以布巾蘸熱湯熨臍中及氣海。令煖臍及腹。輪換熱布熨之，

仲景云。太陽中熱者。暍是也。然亦多陽明證。其大汗

出。微惡寒發熱。小便淋瀝黃赤者。為太陽。其面赤大汗。煩渴喘急。前板齒燥。或嘔或泄者。為陽明。乃當炎暑之令。而受烈日之蒸。即無宿病之人。恆得之。脈必洪大。發熱煩渴。重者昏憒不省人事。有似熱病。但忽輕忽重為異耳。傷在太陽。五苓散減桂加香薷。陽明消暑丸。平人偶然中暍。身熱背惡寒。面垢自汗。大渴引飲。煩燥悶亂。痰逆惡心。胸膈不快。或吐瀉轉筋。小便秘澀者。此內外皆熱。即有昏憒困倦。指頭微寒。並宜五苓散。合益元散。若手足搐搦者。暑風也。香薷飲加羌防。嘔吐加藿陳。小便不利加茯苓豬苓澤瀉滑砂之類。有痰加半夏生姜。口渴不用半夏加栝樓根。利不止加白朮。轉筋加木瓜。若腹滿身重難以轉側。口不仁而面垢。譫語遺尿者。此熱病兼暍也。白虎湯主農夫田野。及慣力役之人。過受燔灼。頭角額痛。發熱大渴引飲。脉洪。汗大泄者。急作地漿水煎蒼朮白虎湯。老人不宜用寒者。竹葉石膏湯。稍加熟附溫服之。又老年平昔陰虛多火。不可用溫者。白虎加人參竹葉為當。或於陰涼處坐卧表虛。不任風寒。往往自認外感。求醫解表。若誤與表藥。重絕元氣。禍如反掌。惟宜清暑益氣湯。若果脉緊畏寒。有表邪者。消暑千金飲。脾氣虛弱。汗出多而惡寒者。十味香薷飲。暑熱之時。過傷飲食。泄瀉嘔吐霍亂者。六和湯。伏暑霍亂。腹痛泄瀉。身熱手足冷者。五苓散。如脾胃虛損之人。上焦之氣不足。暑濕之氣鬱蒸。則四肢困倦。精神短少。兩脚痿軟。懶於動作。言語昏昏嗜臥。頭痛而重。心胸痞悶。骨節無力。氣促似喘非喘。其形濛濛如烟霧中。早晚之際。則發寒厥。日高之後。復發熱如火。乃陰陽氣血俱不足也。若四肢灼熱。為陰虛發熱。或四肢冰冷。為陽虛寒厥。以脾主四肢故也。清暑益氣湯。清燥湯選用。若自汗過多。風犯汗孔。則身體重痛。肢節麻肢煩疼。或渴或不渴。或小便黃濇。此風鬱汗濕與暑相搏也。宜六一散加葱頭。兼驚加硃砂末。小便數合五苓散。或去桂。若遠行勞役。大熱而渴。則陽氣內伐。熱舍於腎。爲水不勝火。發爲骨痿。若冒暑觸熱。勞形發熱煩渴。口鼻氣促而喘。至日晡之際。病必少減。若認作陽明中暍。誤用白虎湯。旬日必死。此脾胃大虛。元氣不足也。

處方

五苓散去桂加香薷　治暑傷太陽。口渴。小便必利。

泡澤瀉三錢　結茯苓二錢　肥豬苓二錢

漂白术錢半 陳香薷一錢

若腹痛或去香薷加藿香梗一錢亦可。食少脘悶

去术加倉朮四錢。南查肉錢半。下利加扁豆殼四

錢。下痢清穀仍白白朮。

若中暑背惡寒。面垢自汗。大渴引飲。煩躁悶亂。痰

逆懸心。胸膈不快。或吐瀉轉筋。小便秘濇者。此內

外皆熱也。即有昏憒困倦。指頭微寒。並宜五苓散

合益元散服之。

益元散 無硃砂名六一散。又名天水散。

原滑石六錢 粉甘草一錢 飛硃砂五分

五物香薷飲 治傷暑寒熱。或便泄嘔逆。或腹痛滿悶。及暑風手足搐搦。發痧諸症。

陳香薷一錢至錢半 白扁豆四錢炒用 或川厚朴八分至錢半 結茯苓三錢片杵佳 白粉甘草五分至七八分 輕症則用朴花

嘔吐者。加川雅連七分至一錢 陳皮八分至一錢 小便不利。加澤瀉三錢。熱者加滑石三錢六一散合 有痰加醋半夏二錢。嘔吐亦可加之。口渴不用半夏。加栝樓根三四錢。瀉不止加白朮錢半。轉筋加宣木瓜一二錢。

若脾氣虛弱。汗出多而惡寒者。十味香薷飲主之。即本方加陳皮一錢。炒福參三錢 漂白朮錢半 炙

黄芪三錢　宣木瓜一錢半

本方無茯苓、甘草，名三物香薷飲。治暑症頭脹身熱，嘔惡吐利，心煩口渴。若無便泄，小便只覺不利，或下利有裡急後重者，五物香薷飲中去扁豆，加赤小豆四錢。腹痛加白芍藥錢半。肌熱加鮮荷邊二錢。汗多熱不解者，黃芩、白芍亦可加之。

六和湯　治夏日伏暑病，發寒熱，或吐瀉，或下利，腹痛脹悶，及挾食積者。乃暑傷心脾之藥也。

藿香梗一錢至錢半　川厚朴八分至錢半　苦杏仁錢半

結茯苓三錢或用赤苓　煮半夏二錢半至三錢　鹽砂仁七分或用縮砂殼

白扁豆四錢（或用壳） 宣木瓜錢半（或用土炒） 炊福參三錢（或用党參）
陳香薷一錢 粉甘草七八分 一方有蒼术
若惡寒少熱多去藿香。無下利者。去參。下利無裡急者去杏仁。或再去川朴。用六神粬錢半。亦可。飲食少進。去參加南查肉錢半。倉术亦可加之。頭痛肌熱。加鮮荷葉二錢。小便不利。加泡澤瀉三錢。本方有生姜紅棗今去之。加麩炒黃連。名清暑六和湯

消暑丸 治伏暑、口渴引飲。脾胃不調。或嘔吐悶亂。
醋煮半夏四兩 結茯苓二兩 粉甘草二兩
右三味。共為細末。以生姜汁和湯糊為丸。如桐子

大每服五十丸熱湯送下。

此方如作湯煎服。分量用十分之一。小便不利。加原滑石三錢。痰多亦可加之。一合六一散。又合三因白散。方不亂雜。且能清暑。

消暑十全飲　治傷暑脈緊。畏寒有表邪症。或下利嘔吐。及腹痛不舒。

川藿梗一錢　川厚朴一錢　漂白朮錢半
赤茯苓三錢　陳香薷一錢　白扁豆四錢
宣木瓜錢半　紫蘇葉一錢　白檀香七分
粉甘草五分

若有熱。去紫蘇、香薷。汗多，亦當去之。胸塞去白朮。

嘔吐加黃連分七八，煮半夏二錢。脹滿加砂仁、殼分七。

桂苓甘露散　治伏暑引飲。泄利煩熱。小便秘澀者。

原滑石三錢　煅石膏五錢　寒水石三錢

泡澤瀉三錢　乾葛根二錢　漂白朮二錢

赤茯苓二錢　炒福參三錢　肉桂皮二分

小藿香一錢　煨木香五分　粉甘草一錢

右研細末。每服三錢。白湯下。日三四服。

口不渴無熱象。去石羔、寒水石。汗多去葛根。

正傳方桂苓甘露飲。此方去參朮、木香、藿香、葛根。加

中和剂

猪苓。研末。每服二錢。姜湯調下。治伏暑煩渴引飲。

芳香剂

藿香正氣散

治暑挾生冷。外有惡寒。内伏積滯。或腹中脹痛。及泄瀉頭痛嘔逆等症。

藿香梗一錢錢半至　川厚朴一錢錢半至　苦桔梗錢半

結茯苓三錢　製半夏二錢　鹽陳皮一錢

紫蘇葉一錢　香白芷一錢　漂白朮錢半

大腹皮錢半　炙甘草六分　老生姜二片

大紅棗二枚

脹滿嘔吐。去紅棗。自汗去紫蘇。下痢去桔梗。

葛根連翹赤小豆湯　治暑傷陽明，發熱，小便短赤，或頭痛口渴者。

粉葛根二錢　連翹殼二錢　赤小豆三錢

若熱結旁流，及挾熱下利，加枯條芩錢半；腹痛，加杭白芍錢半；飲食不思，加南查肉錢半，倉米、荷葉亦可加之。

不換金正氣散　治暑月積冷，腹痛便泄，嘔逆飽悶。即平胃散加藿夏

小藿梗一錢半　至煮半夏二錢　正茅术錢半，米泔浸

川厚朴一錢半　至鹽陳皮一錢　炙甘草五分

若汎熱下利，去藿香、煮夏，加葛根，名葛根平胃散。

一十　一一二

若小便不利，加茯苓澤瀉，合胃苓湯。若平胃散合五苓散，亦名胃苓湯。

四逆散　治暑熱傷於厥陰，腹痛便泄，裡急有熱者。

北毛柴一錢　杭白芍一錢　綠枳殼一錢

粉甘草一錢　四味或均用錢半亦宜。

若下利，小便少，通合四苓散，即加澤瀉、猪苓、茯苓、白朮。或去白朮，用扁豆。腹痛，或合金鈴子散，即加元胡索、金鈴子各錢半。

清暑益氣湯　治長夏濕熱蒸人，四肢困倦，精神短少，懶於動作，身熱煩渴，小便黃而數，大便溏而頻。或泄或痢。不思飲食。氣促自汗之症。

漂蒼朮錢半　黃耆二錢　升麻六分　福參三錢

漂白朮一錢　盐陳皮八分　神曲一錢　澤瀉三錢

川黃柏一錢　當歸中一錢　醋青皮六分　麥冬錢半

乾葛根錢半　炙甘草五分　五味子三分

若無便泄。去二朮。氣促甚者。去升麻葛根。本方治諸症之後。未兼治氣促者。言暑濕傷氣。氣不足致語言少力。故氣似有促。自汗係虛中尚有暑氣未盡。故用參朮五味。又用升麻葛根。半因兼有便泄也。若食少則人參蒼朮亦當去之。無自汗下利宜去五味。

生脈散　治暑熱傷及元氣。氣短倦怠。口渴多汗。肺虛而咳。

西洋參錢半　大麥冬三錢　五味子七分

本方加鹽陳皮一錢　炙甘草五分　名五味湯。蒸餅為丸。名補氣丸。治肺虛少氣。咳嗽自汗。

本方加炙有茋三錢為君。甘草一錢　桔梗錢半為佐。名補氣湯。治虛氣自汗怔忡。再加抱木神三錢　嫩遠志七分　合木通錢半。名茯神湯。治脈虛咳則心痛。喉中介介或腫。

人参白虎湯　治太陽中暍。身熱汗出足冷惡寒。脉微而弱。陰虛多火之人。此湯主之。

西洋参錢半　生石羔五錢　肥知母錢半
淨粳米四錢　布包粉甘草七分

熱甚者。加鮮竹葉五十片。若口渴或去洋参。用北沙参三錢　小便不利加茯苓三錢

若勞役之人。受暑熇灼。頭痛。大渴引飲。脉洪。汗大泄者。去参加蒼术錢半。以地漿水煎服。

若傷死口渴。脉虛者。不用参。加鮮竹葉五十片。自汗口渴。面垢。譫語遺尿。脉浮大而腹滿。身重難以

丁 二八二

暑閉者。去参以白虎湯主之。頭痛發熱無汗。加鮮荷葉二錢 咽乾痰粘。加川貝母二錢。

竹葉石羔湯 治傷暑發渴。脉虚者。

鮮竹葉七片 生石膏一兩 西洋参錢半或用沙参三錢

麥門冬四錢去心留 煮半夏二錢 淨粳米三錢布包

炙甘草五分 一方加姜煎

並治老人傷暑。脉洪汗大泄。亦因勞役所致。不能用寒者。即以此湯加熟附子錢半。溫服之。

清燥湯去升麻生地茯苓白术 治氣血不足。傷暑四肢灼熱或厥者。

炒潞參三錢 生黃芪三錢 當歸中錢半
肥豬苓三錢 川黃連七分 川黃柏一錢 鹽用
北柴胡一錢 無汗用錢半 大麥冬三錢 結茯苓三錢
六神曲錢半 建陳皮一錢 五味子五分 汗多用七分
泡澤瀉三錢 粉甘草五分

無汗，小便不利，去五味，熱甚口乾舌絳，仍用生地。
汗多口不渴，仍用白术。

涼膈散 治受暑發熱，小便少通，煩躁譫語便秘者。

淡竹葉三錢 連翹殼二錢 生梔子二錢
酒大黃一錢 風化硝八分 枯條芩錢半

一一四

口苦

蜜薄荷五分　粉甘草七分

右藥水三中杯，加淨冬蜜三錢，煎一杯，溫服。

若大便不通，去蒲黃；口渴，加川貝母二錢，天花粉三錢。無汗頭痛，加粉葛根錢半，鮮荷葉亦可加入。

若發熱耳鳴，加淹柴胡一錢至三錢半。

若背夜不安眠，加淡豆豉二錢至三錢。

咽喉不利，加苦桔梗錢半；飲食少進，胸中滿悶，加綠枳殼一錢。小便不利，加車前葉二三錢。

若有鼻衄及痰中帶血者，加蘆茅根六錢，藕節、白茅根均可加之。

三山醫學傳習所第四學年講義

鼠疫補遺

陳登鎧編輯

時庚申小春五日。檢拾舊稿。閱之乃庚子之歲所論鼠疫療法。茲將原稿錄出。以補前篇之未備。吾閩鼠疫斑核之症叠起。迄及七年。罹此病者不下萬餘人。自生民以來。未聞有此劇烈之禍者。特目覩神傷。聞者無不為之憫惻也。余從戎海上。歷泰西南諸羣島。居海上者。得霍亂斑疹脚氣之病者有之。鼠疫未之有也。足見天氣清淨。人煙稀少。水無絲毫奥穢。故免受此害。況南方卑濕之區。寒燠不和。陰陽錯亂。或臨冬發雷。濁氣不收。入春夜多露霧。淫濕蒸熱。濕毒蒸騰。宅中地板之下。耗鼠所居。受毒之鼠。尾必枯。先蹶則飲水而死。夫毛髮屬血之餘。毒鑠血分。於此可見。內熱燔灼。故飲水求救。究毒既深。伏血已腐敗。水何能為。人感其氣。死為尤速。發於春夏。是時人身毛竅開。毒射血分。欲達不達。遍身似痛非痛。（血隨筋發。氣斷則）不堪言狀。蓋氣隨脈行。察其所發之部位。脈絕。血滯則筋攣。氣滯之處。血結不行。察其所發之部位。皆在關節筋脈總束奔湊有核之處。腫硬苦痛。形如核顆。無論現與未現。必先惡寒。未幾即發壯熱。治法首先活血祛邪。佐以散結清熱。以解其毒。如有惡寒未罷。以荊防敗毒散。去羌獨活柴前胡。合人參敗毒。加連翹紅花赤芍。病在上焦。用元參。在中焦用丹參。在下焦用苦參。無寒有熱。去荊防用柴前胡。上焦加牛蒡。中焦加鬱金。下焦加牛膝。煩渴加梔子花粉川貝之類。或用連翹敗毒散。去羌獨活升麻加味主之。有膿、加漏蘆地丁皂角。外敷藥粉。養陽氣虛弱之人。脉息見沉伏。昏昏沉麻。問之不知所病。恐陰濁之毒。凝於血分。防陷足少陰經。當用此方加淡附子以溫之。稍覺清醒。即當去附。若症已化熱。發煩口渴譫語。舌黃或黑。頭或痛或不痛，便或秘或濃。急與犀角涼膈散去硝仍用大黄。加豆豉紅花桃仁大青葉花粉川貝以升清降濁之法。燥甚脉有力，雖有吐利，白虎湯加赤芍茵草苓危連翹牛蒡等味亦可與之。發熱無汗，加柴葛以升之。此言其大概治療也。惟是症用藥，刻刻留心。病稍見異，方即隨轉。初起勿遽下寒涼。忽溫絲忽升解，忽涼瀉而忽增液。診者要審察病情，臨機應變，不可泥也。自余庚子歸來，視吾鄉景象，十室九空。生計窮而用費又不能省。加以天災流行，水旱刀兵，瘟疫並至。則人心悪劣，怫鬱不舒。致氣阻血滯。衣食不足。身中之免疫性減。而抵抗力弱。遭此危者。中人以下為多數。然及其已甚。則中人以上亦必傳染而亡。故有力者公益之事。不可不行。損人之事。萬不可為。諺云。一家飽暖千家怨。人心能得和平。災害自然不生。共享健康豈不樂乎。

瘰核腫脹部位

上焦耳門臺下關穴。屬陽經。耳下頰車聽宮穴屬小陽經。耳後瘈脉翳風兩穴。屬三焦經穴。項下天容天窗穴屬小腸經。

中焦乳旁腋下外側。由淵液穴京門穴王樞穴維道穴。均屬少陽膽經。
下焦腿間內側軟肉處。乃五里穴陰包穴陰廉穴。皆
屬於厥陰肝經部位。其少腹邊腿骨間氣冲穴。屬於
陽明胃經。外側冲門穴。則屬太陰脾脉所主。
加減荊防敗毒散、治感冒不正之氣。悪寒發熱頭
痛。斑核未見。初起一二日者。用以和解。
京丹參三錢 黑荊芥一錢 軟防風一錢
川芎藭錢半 盐枳殼一錢 結条芩錢半
結茯苓三錢 苦桔梗錢半 粉甘草八分
上伏癍。去丹參。加大元參三錢。牛蒡子錢半。中焦病

去桔梗。加卮子鬱金。下焦病。去丹参桔梗。加苦参三錢。牛膝錢半。不惡寒但發熱。去荆防。用柴胡前胡各錢半。頭痛加鮮菊葉二錢。小便不利。加車前草四錢。便秘加清寧丸二錢分兩次下。口渴加花粉四錢。川楝二三錢。有核加漏蘆錢半。紫地丁四錢。腫堅加皂角刺錢半。穿山甲錢半。痛者加白芷一錢。

加減連翹敗毒散　治感受濕溫之毒。發頤。及結核隱痲。焮熱等症。初起数日内。均可服之。

連翹殼三錢　天花粉四錢　北毛柴一錢

牛蒡子錢半　荊芥穗一錢　軟防風八分

一〇八

西紅花五分　蘓方木錢半　當歸尾錢半
粉甘草七分
面腫發頤。痛者加香白芷錢半。黑漏蘆錢半。堅者加
皂角刺錢半。穿山甲錢半。便燥加大黄錢半。不惡
寒去防風荊芥。口渴亦去之。加川貝母三錢。溺少
而赤。加白葛根赤芍藥車前草。有核加紫地丁五錢。
漏蘆錢半。熱甚加銀花三四錢。鮮蘆笋五六錢去毒
重加人中黄錢半。明雄黄一錢。身痛加丹參四錢。
元參六錢
若疹沈伏不起。昏昏沈睡。問之不知所病。手足麻

汗者去柴胡加淡附子（錢半）。或用一錢。按之脉未起。可再服。如脉稍起。人仍欲寐。不用附子。仍去柴胡。而用升麻（三四分）以升之。服後目不欲開。再加葛根以升陽明蘊熱。倘有衄血。當去升麻柴胡當歸。加白茅根（五錢）生梔子（二錢）。黄芩（錢半）。嘔逆去升麻防風。合小陷胸湯。用川連（七分）。括樓仁（三錢）煑半夏（二錢）。胸中阻塞痰多亦可用之。便秘加桃仁。川鬱。清寧丸。荊防二味不必用也。

銀翹散　治風溫溫毒溫熱瘟疫之症。冬溫初起。惡寒。今但熱不惡寒而渴者

連翹殼三錢　忍冬花三錢　苦桔梗錢半

蜜薄荷五分　淡竹葉三錢　荊芥穗一錢

淡豆豉錢半　牛蒡子錢半　粉甘草七分

胸膈悶者加鬱金一錢　以護膻中。

熱鬱加元參三錢。粉丹皮錢半。大青葉二錢。

項腫咽疼。加軟馬勃一錢。大元參三錢。

鼻衄。去荊芥豆豉。加茅根四錢。枯芩錢半。生卮子錢半。不止者。加側栢葉三錢。

咳者。加苦杏仁錢半。川貝二錢。為病二三日。病猶在肺。當利肺氣。以清火痰。

熱傳入裡。加生地三錢。麥冬三錢。再不解。病仍在肺。加知母黃芩梔子各錢半。以苦味與麥地之甘寒合化陰氣。

涼膈散加減　治鼠疫溫熱。或現斑核。口渴舌黃。發熱頭痛。溺赤目紅譫語者。

薄荷葉三錢　連翹殼二錢　生梔子二錢

淡豆豉錢半　西紅花七分　天花粉三錢

酒大黃錢半　大青葉二錢　粉甘草八分

發熱無汗。斑核未現。加葛根二錢。寒熱並作。加柴胡錢半。熱甚神昏譫語煩躁者。加犀角尖錢半。

大便既泄。去大黄仍用黄芩。小便不利。去大黄、甘草。加通草車前葉各錢半。

上焦結核。去大黄。加牛蒡桔梗夏枯草各錢半。中焦結核。加川鬱一錢。雄黄精磨冲。下焦結核。去豆豉。加雄黄五分。核腫而痛。加赤芍藥錢半。

頭痛加鮮菊葉錢半。頭巔痛不可耐。熱傷厥陰。去豆豉。加羚羊角錢半。或磨汁冲服。

鼻衄諸血。加茅根蘆笋根各五錢。犀角旁錢半。熱渴。去紅花豆豉加生地三四錢。

大便不通。加桃仁錢半。口乾加川貝二錢。渴甚加石羔八錢。嘔吐去豆豉、大黃，合小陷胸序半夏、川連、栝蔞。肌熱甚，去淡竹葉，用鮮竹葉七十片至一百二十片。鬱熱欲寐譫語者，加犀角旁錢半、川升麻四分。結腫焮熱，加紫地丁五錢、黑漏蘆錢半。堅腫加皂刺、山甲各錢半。不痛腫結，加當歸、蘇木各錢半。

加味犀角地黃湯 治熱邪傷陰，發斑狂越，肌熱不解，或見血衄者。

犀角尖錢半 大生地五錢 粉丹皮錢半 連翹二錢 桃仁泥錢半 大青葉錢半 牛蒡子錢半 甘草一錢

頸項熱痛者，鮮竹葉八十片，忍冬藤六錢。血衄加

生梔子二錢　枯芩二錢

發斑疹兼結核。熱極煩躁。加生梔子黑漏蘆赤茜草各一錢半。紫地丁五錢。胸悶身痛。加鬱金蘇木各一錢半。便秘加清寧丸二錢分次進下。口渴加花粉川貝各二錢。溺赤。加連翹殼二錢。車前葉三錢。赤芍藥一錢半。神識不清。大便如故。加紫雪丹七分勻沖。

葛根白虎湯　治發熱口渴。夜不得眠。舌燥頭痛譫語者。

粉葛根二錢　生石羔一兩　肥知母錢半

淨粳米四錢　粉甘草七分

汗出煩熱。去葛根。加鮮竹葉一百片。便秘加栝樓仁五錢。有核加大黃一錢。桃仁一錢。舌黑加犀角旁錢半。衄血亦可加之。並加白茅根五錢。生地黃芩各錢半。若斑毒紫黯。仍用葛根。並加升麻五分。赤芍錢半。青黛錢半。

上焦結核。加馬勃牛蒡羌蚕各錢半。元參三錢。

咽喉不利亦可加之。

口乾無津液者。加洋參錢半。蘆笋根八錢。

龍膽瀉肝湯　治婦人男子濕熱。暑熱。鬱滯肝經致

中均斗

血氣不宣。小便短赤。或下血淋。或下焦結核腫痛。服諸方病稍減。但煩熱不安。核未化。亦可服。

龍膽草 錢半 木通梗 錢半 泡澤瀉 三錢
北毛柴 錢半 車前草 三錢 小生地 三錢至五六錢
當歸中 錢半 生卮子 錢半 川雅連 八分
粉甘草 八分

痰多胸塞。去生地加川貝 三錢。汗出热輕。去柴胡。

當歸蘆薈丸 治熱邪鬱於肝胃。裡熱甚熾。血結不行。或結核煩躁不安。

當歸尾 錢半 綠蘆薈 一錢 漂青黛 一錢

生卮子二錢　龍膽草錢半　川黄栢錢半
栢条芩錢半　川黄連六分　酒大黄一錢
原方有木香麝香。若核腫而痛者。仍用麝香三厘。
並加赤茜草錢半。大便不通。更加桃仁一錢。

加減羚羊溫胆湯　治斑核解後。仍頭痛舌燥口渴。
便難煩躁不得眠。乃外解而裡熱未解也。

羚羊角二錢　鮮竹茹三錢　綠枳殼一錢
結茯苓三錢　川貝母二錢　栝樓仁四錢
真川鬱一錢　生卮子錢半　粉甘草七分
溺短赤。去甘草加通草錢半。連翹殼二錢。

核未盡化。加紅花五分。赤芍錢半。牛蒡錢半。

葛根連翹赤豆湯加味　治風濕熱合鬱。發出斑疹。口乾溺赤。結核瘥後。餘熱未清。

粉葛根錢半　連翹二錢　赤小豆四錢

金銀花三錢　川貝二錢　天花粉三錢

苦桔梗錢半　牛蒡錢半　赤芍藥錢半

下焦結核。去桔梗。大便燥結。盡用樓仁。去花粉。口渴甚者。加知母錢半。頭痛及遍身痛。去銀花牛蒡。加忍冬藤五錢。鮮菊葉錢半。

五葉飲　治風熱傷於肌腠。發熱身痛。欲發斑疹。不能外達。及結核消後。餘熱未退。用和解法。

淡竹葉三錢 鮮藕葉錢半 車前葉三錢

枇杷葉去毛三錢 鮮荷葉二錢

初起頭痛背惡寒者。去荷葉。加薄荷葉五分。發熱無汗。去車前葉。加鮮桑葉錢半。口乾加川貝錢半。渴者加天花粉三錢。肌熱甚。去淡竹。用鮮竹葉。疹未透發。加川升麻五分。皮膚瘙痒。加刺蒺藜錢半。蟬退身五个。遍身作痛。加忍冬藤五錢。京丹参三錢。咳嗽加桔梗。牛蒡各錢半。衄血加元参芽根芦笋各三四錢溺赤。加連翹殼、赤小豆各三錢。

大便未通。加大麻仁、栝樓仁各三錢。

胸膈不開。加桔梗錢半、盐枳殼一錢。

腹不知飢。飲食少進。加南查肉錢半。

代茶

鮮蘆笋根八錢　白茅根五錢　新竹茹三錢

又

小綠豆、赤小豆等分煎代茶。斑核初瘥。可將二豆煮爛代飯。或蕃薯煮湯。亦可食之。愈後十四日以内。不可吃米穀。棋只麵作點可食。並忌油葷臟物。

及魚腥燥熱之品。如小菜蛤蜊清淡之味。可食之。

霍亂 又名吊脚痧

原因

經云。清氣在陰。濁氣在陽。營氣順行。衛氣逆行。清濁相干。亂於腸胃。則為霍亂。

張石頑云。傷寒吐利。由邪氣所傷。霍亂吐利。由飲食所傷。其有兼傷寒之邪。内外不和。加之頭痛發熱而吐利者。是傷寒霍亂也。原仲景之意。豈有必飲食始為是病。故以寒邪傳入中焦。胃氣因之不和。陰陽痞膈者。安得不有以致之乎。不然。何以用理中四逆治之耶。此病多發於夏秋之交。在寒月亦間有之。昔人云。多由伏暑所致。然亦未必皆爾。大柢濕土為風木所勉。則為是證。故嘔吐泄瀉者。濕土之變也。轉筋者風木之變也。合諸論而求之。始為活法。然多有鬱結傷脾。飲食停滯。一時填塞。氣不升降而然者。

千金論曰。原夫霍亂之為病也。皆因飲食。非関鬼神。飽食肫膾。復餐乳酪。海陸百品。無所不啖。眠臥冷席。多飲寒漿。胃中諸食。結而不消。陰陽二氣。擁而反戾。陽氣欲降。陰氣欲升。陰陽乖隔。變成吐痢。頭痛如破。百節如解。遍體諸筋。皆為迴轉。論證雖小。卒病之中。

最爲可畏。雖臨深履危。不足以喻之也。養生者宜達
其肯趣。庶可免於夭横者矣。
素問六元正紀大論云。太陰所至。爲中滿。霍亂吐下。
又云。土鬱之發。爲嘔吐霍亂。又云。不遠熱則熱至。熱
至則身熱吐下。氣交變大論云。歲土不及。民病飧泄
霍亂。靈樞經脉篇云。足太陰厥氣上逆則霍亂。
蓋霍亂之爲病。兼夫天時地利人事。夏秋之間。天氣
酷熱。或經久雨。暴然大熱。發生之地。必穢濁不潔。及
人煙過密之區。溝渠壅塞不通。青蠅會集之所。款窗
穢成蟲。易於傳染。而人之起居飲食。復不知慎。貪凉

飲冷。脾胃虛弱。或强力勞苦。榮衛失調。致成霍乱。

症狀

傷寒論云。問曰。病有霍乱者何。答曰嘔吐而利名曰霍乱。霍乱言其病揮霍之間。便致撩乱也。其症上吐酸水。下利清穀。甚則元氣耗散。病勢危篤。穀粒不得入。或口渴喜冷。或惡寒戰慄。手足逆冷。自汗煩躁揭去衣被。兩脚轉筋。目眶塌陷。肌肉消削。音啞耳聾。神迷眼閉。唇黯甲青。乃内虛陰盛之候。有心腹脹痛嘔吐泄瀉。憎寒壯熱。頭痛眩暈者。有先心痛則吐。先腹痛則瀉。心腹俱痛則吐瀉交作。或陽熱外逼。或陰寒内伏。以致陰陽否隔。卒然而病。成為霍亂。

診斷

夏秋感冒身熱。煩渴氣粗喘悶。或吐瀉厥逆躁擾者。此傷暑霍亂也。冒暑伏熱。腹痛作瀉。甚則手足厥逆少氣。唇面爪甲皆青。六脈俱伏。而吐出酸穢。瀉下臭惡。便溺黃赤者。此火伏於厥陰也。為熱極似陰之候。若霍寒症。脈必沈遲。抑或沈伏。吐出清澈。下利水穀。肢冷汗淋。眼色黑。不欲言。音似神迷。或渴欲熱飲。頗躁悶亂。腳筋拘攣。四肢痠痺厥逆。入門回。邪在上焦吐而不利。邪在下焦利而不吐。邪在中焦吐利並作。

甚則轉筋入腹必死。大渴大躁大汗遺尿者死。得效曰人之臟腑。冷熱不調。飲食不節。生冷過多。起居失宜。露臥當風。使風冷之氣。歸於三焦。傳於脾胃。脾胃得冷。不能消化水穀。致令真邪相干。飲食變亂於腸胃之間。心腹疼痛。發作吐利。或兼發熱。頭痛體痛。虛煩轉筋。或嘔而無物。或四肢逆冷。昏塞欲死。又曰霍亂脉浮洪可救。微遲而不語。氣少難治。海藏曰。凡霍亂渴為熱。不渴為寒。千金方曰。陽明屬胃大腸。以養宗筋。吐瀉津液暴亡。宗筋失養。輕者兩脚轉筋而已。重者遍體轉筋而入腹。手足逆冷。危甚風燭。正傳曰脉微濇。或代散。或隱伏。或虛大或結促。不可斷以死脉。乱故也。又曰浮大而洪者可治也。微弱而遲者為難救。醫鑑曰。脉代者。霍乱。代而乱者。亦霍乱。又關脉滑為霍乱。吐利。又滑而不匀。必是霍乱。吐利脉代勿訝。綱目曰。霍乱轉筋入腹。四肢厥冷。氣欲絶。如脉洪大可治。脉微而舌卷囊縮不治。

療法

傷寒論云。霍乱頭痛。熱多欲飲水者。五苓散主之。寒多不用水者。理中丸主之。凡霍乱病。皆由中氣素虛。或内傷七情。或外感六氣或傷飲食。或中邪惡汙穢、毒氣。及由青蠅媒介傳染而來。往往發於夏秋。陽熱外迫。陰寒內伏。傷於陽者多熱。傷陰於者多寒。治法惟以袪脾胃之濕為主。後察所感諸邪之氣而散之。然脾胃有虛實所感有寒熱。尤當熟審。向來論治不一。如劉河間主火熱。孫思邈主食積。朱丹溪極鬱為先哲諸論。而復申其說。以為內有積。外有感。陽不升。陰不降。張子和主風濕暍三氣。合而為邪。其意以濕土為風木所尅。又為炎暑蒸鬱。故嘔吐者。暑熱之變。泄瀉者土濕之變。轉筋者風木之變。李士材兼主濕熱風暑虛實而分別治之。仲景治吐利之症。兼見六經。有傷寒而轉為霍亂。有霍亂而後復轉為傷寒也。故霍亂篇補六經之未備。而申言之。從其法而治之。無有不濟。如吐瀉既多津液暴亡。以至煩渴引飲不止。當養胃液。不宜過熱。吐瀉後。虛煩不得眠。亦須水火既濟。勿泥救陽。利止。嘔不止。有聲無物。及口渴不止者。亦宜安胃平肝。滋養腸液。辛燥之藥不與也。轉筋者。為吐瀉乃血液化水。血枯無以養筋。筋受燔灼躁動。如魚之失水也。金匱云。轉筋之為病。其人臂脚直。脉上下行微弦。轉筋入腹者。雞矢白散主之。

附乾霍亂 即絞腸痧

乾霍亂。心腹脹痛。欲吐不吐。欲瀉不瀉。煩躁悶亂。俗名絞腸沙。此土鬱不發瀉〔泄〕。火熱內熾。陰陽不交之故。或問方論皆言宿食與寒氣相搏。何以獨指為火耶。石頑曰昏亂躁悶。非諸躁狂越之屬火者乎。每致急死。非暴病暴死之屬火者乎。但攻之太過則脾愈虛。濕之太過則火愈熾。寒之太過則反捍格。須反佐以治。然後發火可散耳。古法有鹽煎童便。非但用之降火。且兼取其行血。不可廢也。一法以鹽湯探吐。並用鹽填臍中。以艾炙二七壯。屢効。入門云。乾霍亂者。氣痞於中。吐利不得。所傷之物。壅閼正氣。關格陰陽煩躁喘脹者必死。急用吐法。針委中出血。兼服治中湯。回春曰。乾霍亂吐瀉不得。胸腹脹硬。面唇青黑。手足冷過腕膝。六脉伏絶。氣喘急。舌短囊縮者死。

處方

五物香薷飲　治暑濕合感。吐利。或腹痛不舒。

陳香薷一錢　扁豆殼四錢　川朴花錢半有裡急用厚朴　結茯苓三錢　炙甘草五分

胃熱嘔吐。加黃連一錢。下利覺熱亦加之。吐甚加吳萸八分。食不消化。無裡急。或下鶩溏。去朴用南查肉錢半。挾熱去扁殼。用赤小豆四錢者氣虛之人。傷暑挾熱濕下利。加黃芪党參白术陳皮木瓜。名十物香薷飲。汗多及筋脈不舒。均可用之。此治暑濕吐利。寒多而飲水者（俗名假霍亂）之方也。

理中湯　治霍亂吐利。寒多不飲水者。

潞党參 三錢至六錢　漂白术 三錢至六錢　炮乾姜 二錢至四錢

炙甘草 三錢至六錢

臍上築。去术加上肉桂 五分至七八分　吐多去术加生姜一錢。下多仍用术。悸者加茯苓 四錢。渴欲飲水。术多加。腹痛參加重。寒者乾姜加重與參同。腹滿去术加附子 二錢半至三錢

連理湯　治下利清水。嘔吐。脉沉細者
潞党参三錢至五錢　漂白朮二錢　北乾姜一錢至三錢
川雅連一錢，吴萸水炒　炙甘草五分
腹痛加土炒白芍錢半。小便不利，加茯苓四錢。轉筋加木瓜二錢。腹滿去朮加附子錢半。吐多加煮半夏二錢。

五苓散　仲景治發汗後煩渴欲飲水者主之。王孟英治霍亂吐利。口渴欲飲水者。頭痛身疼發熱者。若內伏生冷。去桂枝當用肉桂。
泡澤瀉三錢　肥猪苓二錢　結茯苓二錢

漂白术錢半 小桂枝一錢至一錢半用肉桂則用三至七八分

劉河間治暑熱霍亂悶悶燥。又加滑石石羔凝水

石和五苓散共為末。白湯調服三錢。日三次。任意

多飲開水。名桂苓甘露飲。

真武湯 治少陰病腹痛。小便不利。四肢沉重疼痛。

自下利者。此為有水氣。或欬或小便自利。或嘔

者此方主之。

結茯苓四錢 漂白术錢半至三錢 杭白芍錢半至三錢

淡附子錢半至四五錢冬用熟附子枚 老生姜一錢至三錢

嘔吐加煮半夏錢二錢至四 脉沉微加北乾姜一錢

至四錢　如無嘔吐。不用生姜。轉筋加木瓜二錢。吐甚加吳萸一錢（川連水製）。利多加潞黨參三錢至五六錢。

半夏瀉心湯　治霍亂吐利。吐多利少。心中煩悶。

煮半夏二錢　枯条芩錢半　北乾姜（炒）一錢

西洋參錢半　川雅連八分　炙甘草六分

大紅棗二（此仿傷寒論治傷寒下之早，胸滿而不痛者為痞，非柴胡症也）

若小便不利。加茯苓三錢。痰多加陳皮一錢。轉筋加木瓜二錢。脹悶噫氣。去棗加蜜砂仁三枚。吐甚吳萸亦可加之。

四逆加人參湯　治霍亂吐利。惡寒。四肢厥逆。脈微

中勺斗

而復利。利止亡血也。此方主之

熟附子五錢 北乾姜三錢 炙甘草三錢

潞党参五錢 如口乾利少則用洋参二三錢

若煩躁筋掣。加吳茱萸一錢。宣木瓜二錢。枯条芩錢半

小便不利。加茯苓三錢 澤瀉三錢 痰多加鹽陳皮一錢。

若脉沉伏不出。則用生附子一枚。去皮切八片。

通脉四逆加猪胆汁湯 治吐已下斷。汗出而厥。四肢拘急。脉微欲絶者。

生附子一枚約三四錢（或用熟附子） 北乾姜三錢 炙甘草三錢

猪胆汁 一茶匙即一蜆殼

通脉四逆湯 治少陰病下利清水。裡寒外熱。手足厥冷脉微欲絕。身反不惡寒。面赤。或腹痛。或嘔或咽痛或利止脉不出者

炙甘草 四錢半 北乾姜 四錢半 生附子 一小枚去皮切片 青葱 絲 七莖 水五杯煎杯半分兩次服

腹痛去葱白加白芍 三錢 嘔者加生姜 三錢 咽痛去白芍加桔梗 錢半 利止脉不出去桔梗加人参 一錢 或用潞党参 五錢 口乾者用土炒洋参 三錢

白通湯 治少陰病下利脉沉微者

中内科 二百〇三

炒乾姜 錢半 生附子 三錢 熟亦可 用葱白 四莖

白通加猪膽汁湯　治少陰病下利脉微與白通利不止厥逆無脉乾嘔而煩服湯已脉暴出者死服微續者生

北乾姜 錢半 熟附子 四錢 生一枚 脉絶用 青葱白 四莖

猪膽汁 一匙 童便尿 半盞　如無膽汁則不必用

右藥水三杯煎一杯入膽汁童便調勻溫服

姜連黄芩人參湯　治吐下食入即吐寒在下而格熱在上者

北乾姜 錢 川雅連 三錢 桔条芩 三錢

潞党参 三錢 口乾利少用洋參三錢

水四杯煎杯半分兩次溫服

文蛤散 治渴欲飲水者

文蛤 五錢 即五倍子

共研細末勻三次開水調服

豬苓湯 治吐利後渴欲飲水小便不利或脈浮發熱者

肥豬苓 二錢 結茯苓 二錢 泡澤瀉 二錢

原滑石 二 正真膠 二錢

右藥以水四杯先煮四味取二杯去滓納阿膠烊

消盡至八分杯服日三服

黃芩加半夏生姜湯　金匱治乾嘔而利傷寒論治

太陽少陽合病不下利而嘔者

枯條芩三錢　杭白芍二錢　炙甘草二錢

姜半夏四錢　老生姜三錢　大紅棗十二枚

水八杯煮取二杯分三次服日二夜一

若不嘔去生姜半夏治下利肛門覺熱或有後重

者食少腹悶去棗加蜜砂三枚小便不利加結茯

苓三錢澤瀉亦可加之口渴去棗加洋參錢半以

增胃液

猪苓散　治嘔吐而病在膈上後思水者解急與之

水不宜多飲思水者此散主之

肥猪苓六錢　結茯苓六錢　漂白术三錢

右三味共為散匀三服開水調服

橘皮竹茹湯　治噦逆者主之

陳橘皮一两　新竹茹一两二錢　西洋參三錢

炙甘草二錢　老生姜二錢　大紅枣十二枚

水八杯煮取三杯溫服一杯日三服

四逆湯　治下利清穀三陰厥逆脉沉而微者此方

主之乃溫經救陽之峻劑也

炙甘草四錢　北乾姜三錢　生附子四錢亦可或用熟附
水四杯煎至一杯半分兩次溫服

赤石脂禹餘粮湯　治傷寒服湯藥下利不止心下痞鞕服瀉心湯已復已他藥下之利不止醫以理中與之利益甚此方主之復利不止者當利其小便

赤石脂二兩四錢布包　太乙餘糧二兩四錢
水六杯煮取二杯去滓分兩服

附子湯　治少陰病身體疼手足寒骨節痛脈沉者宜此方主之即真武湯加參去姜

生附子六錢五分　結茯苓四錢五分　潞党参五錢
漂白术六錢　杭白芍四錢五分
水六杯煮取二杯分兩次溫服附子用熟亦可

半夏乾姜散，治乾嘔吐逆吐涎沫者此主之
半夏二錢　北乾姜一錢
右杵為散取漿水杯半煎八分服

白頭翁湯，治熱利下重及熱利欲飲水者
白頭翁二錢　川黄連三錢　川黄柏三錢
西秦皮三錢
右四味水五杯煮取二杯去滓溫服一杯不愈更服

一杯

若腹痛加杭白芍 二錢 小便不利加澤瀉 三錢

黄芩湯 治太少陽合病自下利者

枯黄芩 四錢五分 杭白芍 三錢 炙甘草 三錢

大紅棗 十二枚

水八杯煮取三杯去滓溫服一杯日再服夜一服

麥门冬湯 治利止嘔逆口渴煩躁者

麥門冬 三錢 西洋參 錢半 煮半夏 二錢

淨粳米 四錢 大紅棗 二枚 炙甘草 五分

呃逆加公丁香 錢半 乾柿蒂 五个 嘔多加川連

淡吳茱萸七分 小便不利加茯苓三錢 通草錢半

旋覆代赭湯 治汗吐下後心中下痞鞕噫氣不除

旋覆花錢半布包 釘代赭二錢 西洋參錢半

煮半夏三錢 炙甘草七分 老生姜錢半

大紅棗三枚

水三杯煎至杯半去滓再煎八分杯溫服

小便不利加茯苓三錢 胸悶痰涎阻塞加鹽製陳

皮一錢 仍有嘔吐加川連一錢 吳萸八分 呃逆加

公丁香錢半 蜜砂仁三枚

雞矢白散 治轉筋入腹脉上下微弦其人臂腳直

中白汁

雄鷄矢乃有白臘月收乾之
鷄矢白為末取方寸匕約一錢開水和溫服

肘後葱豉湯　治乾霍亂發斑
生葱白 三莖　淡豆豉 三錢
右二味以水二杯煎一杯和童便服

千金蘆根湯　治乾霍亂煩悶
鮮蘆根 五錢　大麥冬 三錢
水二杯煎八分服日可兩服

河間桂苓甘露飲　治暑熱霍乱煩渴引飲
結茯苓 四錢　肥猪苓 二錢　泡澤瀉 三錢

漂白朮二錢　上玉桂五分　原滑石二錢
生石膏三錢　凝水石二錢
右藥共研末每服三錢開水沖服
左金丸　治霍亂轉筋火邪內熾嘔吐飲水
川雅連三錢　淡吳萸五錢
右二味共為細末米飲泛為丸如梧子大每服三
錢以木瓜五錢煎湯送下
四苓散　治濕熱霍亂胸悶溺濇而渴者
結茯苓三錢　建澤瀉三錢　肥豬苓二錢
鹽陳皮一錢

右藥杵為散水二杯煎一杯温服

四苓即五苓去桂此方吳又可又去术用陳皮而利氣亦善用古人之法矣利未止者仍可用术

茺蔚湯　治乾霍亂腹痛驟發赤斑俗呼為番痧

益母草五錢

右以水三杯濃煎少投生冬蜜温服

王孟英駕輕湯　治霍亂餘邪不清身熱口渴及熱邪內伏身冷脉沉湯藥不可下發呃者

鮮竹葉四錢　淡豆豉三錢　炒梔子錢半

冬桑葉一錢半　川石斛三錢　生扁豆四錢

宣木瓜 钱半 省頭草 钱半 此草有似香草婦女搽頭可解油垢浙江有之其葉大似鳳仙花葉莖亦柔弱氣輕清沈氏尊生書要藥分劑云蘭草一名省頭草即都梁香

孟英致和湯 治霍亂津液不復喉乾舌燥小便短赤者此方主之

北沙參 三钱 麥門冬 三钱 鮮竹葉 三钱

枇杷葉 三钱、生扁豆 四钱 老蒼术 四钱

宣木瓜 钱半 川石斛 四钱 生甘草 七分

孟英蠶矢湯 治霍亂吐利轉筋腹痛口渴煩燥危急之症

晚蠶砂 三钱 宣木瓜 三钱 生苡米 四钱 布包

中内科 二[illegible]

大豆黄卷 四钱 酒黄芩 钱半 川雅連 一钱

炒山梔子 钱半 淡吴萸 六分 醋煮夏 钱半

白通草梗 钱半

景岳神香散 治乾霍亂腹痛之屬於寒滯濕凝滯脈

鷄舌

公丁香 辛温 七粒 草豆蔻 辛温 七粒

右為末開水調下

吴六一散較 在字揍一分

河間六一散 治暑熱乾濕霍亂小便不利口渴者

重在此句着眼

劉在寒一字 揍之字不若執于句 讀者當於有暑上

原滑石 六钱 粉甘草 一钱

右為末開水冲服

白虎湯　傷寒論治發汗後大熱不解多汗出不惡寒大渴欲飲水者王孟英治暑火熾盛而霍亂者此方主之

生石膏一兩　肥知母二錢　淨粳米四錢或用倉米

炙甘草八分

若暑熱霍亂必口渴溺赤舌黃無陰寒之象如有嘔逆加黃芩酒炒錢半　煮半夏二錢　挾濕下利加茅朮二錢　小便少利猪苓苡米均可加入若元氣之虛弱可加人參一錢或用党參利已則用洋參

竹葉石羔湯　王孟英治體虛受暑霍亂吐瀉及暑

邪深入等症
君熱極似陰之霍亂用地漿水煎服亦妙
洋參溫膽去枳薑加蜜砂黃芩湯　治吐瀉止後內
熱煩躁或妊娠吐已利止發煩口渴者
西洋參錢半　鮮竹茹二錢　大蜜砂二錢
結茯苓三錢　醋煮夏錢半　鹽陳皮一錢
枯條芩錢半　炙甘草五分　利未止加术錢半
腹痛加杭白芍錢半　筋掣腹痠加宣木瓜錢半　嘔
逆未平加川黃連一錢吳萸水炒　呃逆加公丁香一錢　尚
有微利洋參用土炒黃芩用酒製　口燥舌乾去夏加麥冬二錢

冷香飲子　治陰寒霍亂脈沉細或緊無汗悪寒
面如塵土四肢厥逆陽氣大虛之症
淡附子 二錢　鹽陳皮 一錢　煨草果 一錢
老生姜 一錢　炙甘草 五分
水杯半煎一二沸濾去滓傾入杯中取井水浸冷
服之　轉筋者加淡吳萸宣木瓜各錢半
代茶　老蒼朮 八錢　煮湯飲　或藕節或扁豆均可
又　冬瓜煎湯常飲　治霍亂大渴不渴不止
七星茶　治霍亂簡便方
樟木屑　舊杉木　舊鐵丁　掃帚梗

滑

車繩（如無用亂麻亦可）灶心土藿葉各等分加盐一撮炒焦以水沖入一大碗煎濃當茶飲之神效或用樟木一味濃煎飲之亦妙

又方　嘔吐難以進藥者加川椒末少許先入藥内一滴一口緩緩服之自平或飲烏梅水少許然後服藥亦效

烏梅煎水和蜜飲之治霍亂煩渴

灸法　炒盐填臍内用艾放盐上燒之以燒至止痛痛醒為度暈死而心頭微温者仍可用此法救之或炒盐上蓋蒜片而後安艾炷之亦佳

清字着眼

盖吐多種或有發痰例或黄色白色及濁而不清者多

降血管少不可灸泊血管處韵可以灸

又炙法 喻氏云凡卒中陰寒厥逆吐瀉色清氣冷（清字着眼）濡濡無汗者用葱一大握以帶紮束切去兩頭留白寸許以一面熨熱安臍上用熨斗盛炭火熨葱白上面取其熱氣從臍入腹甚者連熨兩三細又甚者再用艾娃灸關元氣海各二三拾壯者腠理素疏陰盛逼陽而多汗者用附子乾姜回陽之不暇尚可熨灼以助其散越乎

刺法 用鋒利磁碎片刺少商穴委中穴二處使出血即愈少商穴兩大指甲之兩旁與出指甲之處相齊即離指甲兩旁邊各一韭葉寬是也先

從手臂膊上揉逐指間使血氣下行方刺委中穴在腿灣先用手蘸溫水拍打打去紫紅紋是也從紫紅紋上刺之此治霍亂吐利法也

又刺法　治乾霍亂痧脹

右陶云嘗覽古人遺言東南卑濕之地利用砭今以鍼刺出血即用砭之道也凡霍脹痧脹邪已入營必有青筋紫筋或現於數處或現於一處須用銀鍼刺之去其毒血然後據証用藥看其腿彎上下有細筋深青色或紫色或深紅色者即是痧筋刺之方有紫黑毒血其腿上大筋

不可刺刺亦無毒血反令人心煩腿兩邊硬筋上筋不可刺刺之亦恐令人筋吊若臂彎筋色亦如此辨之其餘非親見不明但故不具載至如頭頂心一鍼惟取挑破略見微血以洩痧毒之氣而已不可直刺其指尖刺之大近指甲雖無大害當令人頭腦若一應刺法不過鍼鋒微微入肉不必深入

刮法

治霍乱痧脹乾霍乱

右陶云背脊頸骨上下及胸前脇肋兩背肩臂用舊銅錢蘸香油刮之或用茅剮絨蘸香油刮

之由上刮下為順使其毒氣下行若頭額腿上則用棉紗線或麻線一撮蘸香油刮之大小腹軟肉處則用炒鹽布包擦之如無香油急時即茶油亦可用之

摩擦法　治霍乱轉筋

轉筋起於足腓以好燒酒摩擦其硬處使其軟散則筋自舒或用綿絮浸燒酒中煎滚取出乘熱裹之

又法　食塩二斤匀作数分炒熱以乾布包擦冷則易之輪流摩擦

漬法　作極鹹鹽湯於槽中煖漬之又以醋煎厚青布搨脚膝上冷復易之

霍乱証　上吐下瀉者是無論冬夏皆有又有吐而不瀉瀉而不吐者亦是又有吐瀉不出者名乾霍乱治不得法皆不可救凡遇此證斷不可飲食即米湯亦不宜飲須俟愈後平定多日方可進食些少口、可稀糜爛粥亦不宜多食

霍乱補遺

生姜瀉心湯　治傷寒汗出解之後。胃中不和心下痞鞕。乾噫食臭。脇下有水氣。腹中雷鳴下利者。此湯主之。　此方與甘草瀉心應接[illegible]瀉心[illegible]

老生姜六錢 人參四錢 炙甘草四錢
北乾姜錢半 黄芩四錢 煮半夏七錢半
川黄連錢半 大棗十二枚
右八味。以水十杯。煮六杯。去滓再煎。取三升。溫服一杯。日三服。

甘草瀉心湯 治傷寒中風。醫反下之。其人下利日數十行。穀不化。腹中雷鳴。心下痞鞕而滿。乾嘔心煩不得安。醫見心下痞。謂病不盡。復下之。其痞益甚。此非結熱。但以胃中虛。客氣上逆故也。此方主之。

炙甘草六錢、枯黃芩四錢半、北乾姜四錢半
熟半夏六錢半、黃連一錢半、大紅棗十二枚
右六味，以水十杯，煮取六杯，去滓，再煎取三杯，溫
服一杯，日三服。

瘧疾

原因

夏日傷暑，秋必病瘧。瘧病之發以時者，此由邪氣客於風府，循膂而下，衛氣一日一夜常大會於風府，其明日下一節，故其作也晏。此先客於脊背也，每至於風府，則腠理開，腠理開，則邪氣入，邪氣入，則病作，所以十

以日作稍益晏也。其出於風府，日下一節，二十五日下至尾骶，二十六日入於脊內，注於伏膂之脈，其氣上行，出於缺盆之中，其氣日高，故作日益早也。其間日發者，由邪氣內薄於五臟，橫連於募原，其道遠，其氣深，其行遲，不能與衛氣俱行，不得皆出，故間日蓄積乃作。夫衛氣每至於風府，則腠理乃發，發則邪氣入。邪氣入則病作。今衛氣日下一節，則其氣之發也，不當風府。其日作者，奈何。曰此邪氣客於頭項，循膂而下者也。故虛實不同，邪中異所，則不得當其風府也。故邪中於頭項者，氣至頭項而病；中於背者，氣至背而病。中於腰脊者。氣至腰脊而病。中於手足者。氣至手足而病。衛氣之所在。與邪氣相合。則病作。故風無常府。衛氣之所發。必開其腠理。邪氣之所合。則其府也。風之與瘧也。相與同類。而風獨常在也。而瘧得以時休者。何也。由風氣留其處。瘧氣隨經絡而內薄。故衛氣應乃作。陽當陷而不陷。陰當升而不升。為邪所中。陽遇邪則踡。陰遇邪則緊。踡則惡寒。緊則為慄。寒慄相薄。故名曰瘧。弱則發熱。浮則汗出。旦中旦發。晚中晚發。

經云。夏傷于暑。秋成痎瘧。彙補云。痎者瘧之總名也。

閒其有戰寒壯熱。暴瘧酷瘧之意。故名。大抵無瘧不成瘧。外感四氣。內動七情。飲食飢飽。房室勞傷。皆能致之。其中氣凝滯。鼓動痰涎。則一也。又云夏時伏陰在內。陽浮于外。真氣消爍。其汗大出。人多煩渴。或濕貪生冷瓜菜。或坐卧陰地。取涼。致膚腠開泄。邪留于胃。聚而成痰。至秋陽氣收肅。陰氣下移。中州之痰氣愈加壅滯。胃氣行至其所。與之相遇。而寒熱作焉。陰陽之氣更相勝負。故衛氣行過。與邪氣暫離。故有時汗解。及邪衛復集。病必再作。此陰陽之升降。邪正之合離也。

一方長幼病皆相似。此因天時寒熱不正，邪氣乘虛襲入所致。此司天運氣之所宜考也。

西醫謂多蚊之處，必有瘧病。凡蚊刺病瘧之血液，而復他刺，較易傳染。如注射焉。蓋蚊為陰濕所化，如蔓草叢雜，溷水拘流之處，多生蚊蟲。故深山高嶺及幽僻荒野居民易受此病。鄉村多而城市少。顯然可見。

症狀

其寒也，欠伸毛竦。鼓頷戰慄。湯火不能溫。其熱也，頭疼脊痛。煩燥欲冷。冰水不能寒。或先寒後熱。或先熱後寒。或寒多熱少。或寒少熱多。或單熱。或單寒。或頭不瀉。或口渴。或口不渴。或嘔吐。或汗或不汗。甚則轉熱昏迷不省。最為危候。

診斷

入門云。太陽之瘧。腰背頭項俱疼。先寒後熱。熱止汗出。陽明之瘧。目痛鼻乾。舌燥。寒甚乃熱。甚而汗出。喜見火日光。少陽之瘧。口苦脇痛而嘔。寒熱往來。身體解㑊。

指掌云。少陰之瘧。寒少熱多。嘔吐獨甚。舌乾口燥。欲閉戶牖而處。太陰之瘧。慘然太息。腹滿惡食。病至善嘔。嘔已乃衰。厥陰之瘧。腰痛小腹滿。小便数而不利恐懼不足，腹中悒悒。

彙補云：凡瘧皆生風，風瘧者，因避暑乘涼，汗出當風，閉其毛孔，熱不得泄越而作，所謂暑汗不出，秋成風瘧。其症煩燥頭疼，惡寒自汗，先熱惡寒，治宜發汗。

又云：寒瘧者，納涼之風寒，沐浴之水寒，先伏于腠中，因秋風涼肅而發，其症腰背頭項疼痛，先寒後熱，治當大汗。

又云：暑瘧者，其症大寒大熱，大煩大喘大渴，靜則多言，體若燔炭，汗出而散，單熱微寒者，宜清暑解表。

又云：濕瘧者，外着雨露，內傳水濕，發則一身盡痛，手足沉重。嘔逆脹滿。名曰濕瘧。宜解表除濕。
又曰溫瘧者。冬中風寒。藏于骨髓。及遇大暑。腠理發
泄。邪氣與汗皆出。故先熱後寒。宜和解熱。多小柴胡
湯。寒多加桂枝。
又云。瘴瘧者。山溪蒸毒。濕熱蒸薰。邪鬱中焦。發時迷
悶。甚則狂妄。乍寒乍熱。乍有乍無。一身沉重。不習水
土者。恒多患之。甚則血瘀于心。涎聚于脾。亦有口瘖
不能言。宜先吐其痰。後利大腸。涼膈散或小柴胡湯
加大黃、木香。輕者藿香正散
素問云瘅瘧者。肺素有熱。腠理開發。風寒舍于皮膚之

肌分肉之間。發則陽氣盛。其氣不及于陰。故但熱而不寒。今人素有火痰症。復挾飲食于痰。每多熱而不寒。均宜消導清火。

景岳云。痰瘧因夏月多食瓜果油麪。鬱結成痰。熱多寒少。頭疼肉跳。吐食嘔沫。甚則昏迷卒倒。寸口脈浮大者。吐之。關脈弦滑者。化之。若胸滿熱多。大便燥實大柴胡湯下之。

又云。虛瘧者。元氣本虛。感邪患瘧。飲食少進。四肢乏力。自汗不止。倦怠嗜臥。微有表症者。人參養胃湯為主。久瘧不已。但宜養正。六君子加柴胡乾葛。不可用

中內科

截瘧法，將成他症。又有入房感寒成瘧者，晝則寒甚，夜則發熱，服藥不得汗者，用蒼芎桃柳煎湯，浸足至膝，內服補劑，其汗必行。又有虛極之人，瘧發之時，寒不成寒，熱不成熱，氣急神攝，精神恍惚，六脉豁大，此元氣衰脫，將有大汗亡陽之虞，宜防之。

又云：勞瘧者，勞役過度，榮衛空虛，其症發熱惡寒，寒中有熱，熱中有寒，或發于晝，或發于夜，遇小勞便發。發必氣虛多汗，飲食少進。又血虛午後發熱，至晚微汗乃解。此似瘧非瘧也。若誤投瘧藥必危，久而成癆。宜補養為。

又云瘧母，因瘧經年不瘥，謂之老瘧。或食積痰涎瘀血，結成痞塊，藏於腹脇，作脹且痛。令人多汗。此榮衛虛損，邪氣留着，宜養正氣，終當自化。設誤為攻剋，必至中滿，填之。此西醫之所謂脾腫病也。最為難瘥。

傷寒論辨瘧，師曰、夫陰氣孤絕，陽氣獨發，而脈微者，其候必少氣煩滿。手足熱而欲嘔也。名癉瘧。若但熱不寒者，邪氣在心藏，外舍分肉之間，令人消爍脫肉。

又辨瘧脈，夫瘧脈自弦，弦數者多熱。弦遲者多寒。弦小緊者下之差。弦遲者溫藥愈。弦緊者可發汗針灸，浮大者吐之差。脈數者風疾。以飲食消息之。

千金云。瘧歲歲發。至三歲發。連日發不解者。以脅下有痞也。

療法

瘧病當使寒熱分明。發有定候。必以先轉少陽之樞紐宗旨。如無汗須發汗散邪。多汗當斂汗扶正。邪瘧因新發者。可吐下。虛瘧及久病者。宜補氣血。稍久而正虛邪滯者。宜一補一發。若深入於陰分者。宜先升後汗。至如邪乘虛入。則宜以發散袪其客邪。然後扶培胃氣。痰食氣滯。則先消導散其壅滯。然後漸補脾元。濕滯不運。嘔逆者。須健胃降逆。熱甚口渴法在清裡。不可徒行表散。凡瘧方來。與正發時。不可服藥。恐藥病交爭。轉為深害。須未發兩時之前。或發日清晨與服。仍節飲食。避風寒。遠酒色。慎起居。無不愈。若誤治之。轉為浮腫。下痢。及生瘧母。則難療矣。

處方

十柴胡湯　治發瘧。寒熱往來有定候。或嘔或頭痛。

毛柴胡一錢至錢半　桔條芩一錢至錢半　薑半夏錢半至二錢

參　粉甘草五分　老生薑二片

大紅棗二枚　本方去本夏加花粉名柴胡去半夏加括樓根湯治寒熱往來而渴

方中用參視人之體質及病狀。若婦人經遲。非妊

中均附

二百二十

娠病癥。可用丹參三錢。男子多痛亦可用之。若熱重傷陰。稍涉虛象。或日久者。則用洋參錢半。如肺燥口乾。痰黃而粘。即用沙參三錢。飲食少進。加南查肉錢半。小便少利。加結茯苓三錢。口渴去姜棗。加川貝母二錢。身痛加宣木瓜錢半。熱多加新竹茹三錢。小便短赤。加車前草上錢。胸膈阻塞。加桔梗錢半。枳殼一錢。腹痛加白芍錢半。久發未愈。加常山錢半。汗多加牡蠣三錢。熱時汗多而熱難退。加鱉甲五錢。便泄裡急。加川朴一錢。大便少通及燥結。加穣仁三錢。心煩。加生梔子錢半。

柴平湯　治諸癰挾濕。或脹或嘔遍身痛者

北柴胡 錢半　正蒼术 泔泡 錢半　川厚朴 一錢

鹽陳皮 一錢　煮半夏 錢半　參 隨用何種如前方法

枯黄芩 一錢　粉甘草 五分　老生姜 二片

大紅棗 二枚　肥烏梅 一枚

無嘔吐去姜棗。汗不出或便不易解。均去烏梅。

口渴加川貝母二錢。小便少利。加茯苓三錢。

汗多熱重加白芍錢半。腹痛亦可加之。

清脾飲　治食滯成癰。或挾痰濕。

正茅术 泔泡 錢半　川厚朴 姜炒 一錢　醋青皮 八分

毛柴胡一錢　煨草菓一錢　赤茯苓三錢
桔黄芩錢半　煮半夏錢半　粉甘草五分
老生姜二片　大紅棗二枚
熱多口渴去姜棗。

爭功散　治熱瘧。
肥知母一錢　川貝母錢半　北柴胡一錢
堅常山一錢　生梔子錢半　花梹榔一錢
地骨皮錢半　蟬退身　粉甘草一錢
引桃柳枝各五寸仝煎服。

不二飲　治瘧在三四發後，大壯可截者。

北柴胡一錢　枯黄芩一錢　堅常山一錢

肥知母一錢　杭白芍一錢　花檳榔一錢

醋青皮一錢　粉甘草一錢

右藥水酒各一杯，煎至杯，露一宿。發日五更時温服。忌熱茶湯飯一日。

逍遥散　治瘧發多日。遍身痠楚，或頭痛腰疼，四肢無力。體氣虚弱，或婦人血衰。

當歸身一錢半　杭白芍一錢半　漂白术一錢半

結茯苓一錢半　毛柴胡一錢　蚕荷葉五分

粉甘草五分　老生姜二片

熱多口渴。均去生姜。瘧疾多此。血虛色淡。脈息稍靜。去白术加何首烏三錢。堅常山錢半。飯食少進。加南查肉錢半。久瘧去薄荷。柴胡、用鱉血製。並加常山。四肢無力。或筋絡不舒。加宣木瓜二錢。牛膝錢半。熱多寒少加黃芩錢半。口渴加花粉三錢。川貝母錢半。嘔吐加半夏錢半。滿悶加蔻砂仁三枚。汗多、柴胡用鱉血製。去荷葉。並加牡蠣三錢。胸次阻塞。加桔梗錢半。枳殼一錢。大便少通。去白术生姜。加生危錢半。樓仁三錢蜀漆散，治牝瘧多寒。

蜀漆即常山苗 雲母石燒二晝夜 白龍骨

右藥各一錢。杵為散。瘧未發前以漿水煎沖。

若溫瘧。加蜀漆五分。

達原飲 治疫瘧壯熱。多汗而渴。

枯黃芩錢半 杭白芍錢半 肥知母錢半

川厚朴一錢 花檳榔錢半 煨草果一錢

粉甘草炙一錢 老生姜二片 大紅棗二枚

水三杯。煎八分杯。熱服。覆取微汗。

若見少陽陽明太陽證。必兼柴胡葛根羌活。以開泄

中白斗

之。設裡氣不通。勢必盤錯於中。而內陷則加大黃以攻之。又可專工瘟疫。歷治有年。故立此爲初起募原之主方。

白虎桂枝湯　治溫瘧。其脈如平。身無寒但熱。骨節煩疼。時便難。朝發暮解。暮發朝解。

生石羔四錢　小桂枝一錢　肥知母二錢

淨粳米四錢　粉甘草一錢

飲食少進。加乾荷邊錢半。老倉米四錢　身痛加宣木瓜錢半。口渴加花粉三錢　川貝母二錢　無汗口渴。陽明熱盛者。去桂枝加葛根二錢。

若寒少熱多。此方亦可用之。或少陰瘧。用人參白虎湯加桂枝。以祛暑邪。復加鱉甲牛膝意深哉。所以用桂枝牛膝者。肝腎同一治也。

雙鮮飲子　治瘴瘧寒瘧。

肉荳蔻二個生煨各半　草荳蔻二個生煨各半　厚朴二寸以一寸生用一寸薑汁炙　大甘草五錢生炙各半　生薑二塊生煨各半

右藥加紅棗二枚烏梅一枚水煎空心服。

清脾散去稍黃加花粉貝　治暑熱瘧疾。熱多寒少。

口渴。

淡竹葉三錢　連翹殼二錢　生延手錢半

栝余参錢半，川貝母二錢，天花粉三錢。
薄荷葉五分，粉甘草七錢。
肝熱加柴胡，胃熱加葛根，食少加南查，溺甚加知母，瘧發多日加常山，汗多加牡蠣。

五葉飲

治暑熱無寒和發兩三天，當夏暑之際。

鮮竹葉五十片，鮮荷葉二錢，車前葉二錢，鮮菊葉錢半，鮮枇葉三錢。

小便不利去鮮竹葉，用淡竹葉三錢。頭痛去枇葉，加桑葉錢半。口渴加花粉三錢。胸悶食少加苦桔梗錢半，綠枳殼一錢。痰結加川貝母二錢。肢痠加宣木瓜錢半。

常山飲　治瘧久不已。用此截之。

堅常山燒酒炒　煨草菓一錢　花檳榔錢半

肥知母一錢　川貝母錢半　肥烏梅二枚

老生姜二片　大紅棗二枚

右藥。酒水各一杯。煎一杯。露一宿。日未出時。空心

服。渣用酒浸煎。待瘧將發時先服。

一方有良姜甘草。無檳榔。一方加穿山甲甘草。

四獸飲　治瘧久不已。五臟氣虛。

潞党參三錢　漂白朮錢半　結茯苓三錢

曰斗　二百二十六

鹽陳皮一錢 煮半夏錢半 煨草菓一錢
肥烏梅二枚 炙甘草五分 老生姜二片
一大紅棗二枚

秦艽鱉甲散 治陰虛勞瘧。自汗骨蒸。
炙鱉甲六錢 大秦艽錢半 三錢 生肥知母二錢
當歸中錢半 北柴胡錢半 地骨皮二錢
青蒿子錢半 肥烏梅一粒
汗多加炙黃芪三錢。

草菓飲 治寒瘧。
煨草菓 香白芷 高良姜 醋青皮

川芎藭 紫蘇葉 粉甘草各一錢

水煎溫服。

柴胡桂姜湯 治邪在半表半裏。寒熱往來。

北毛柴錢半 小桂枝七分 左牡蠣二錢

天花粉錢半 枯黄芩一錢 北乾姜八分

粉甘草八分

若熱多口渴。去乾姜。痰粘加川貝。食少加南查。

柴胡知母湯 治熱瘧及瘴瘧。

北柴胡錢半 肥知母錢半 正茅术一錢泔泡

乾葛根一錢 鹽陳皮一錢 煮半夏錢半

川芎藭一錢 炙甘草七分 老生姜三片

肥烏梅二枚

如久瘧不愈。加當歸、參。

鱉甲牛膝湯 治血弱發瘧。脉無弦象。

大鱉甲六錢 淮牛膝錢半 當歸中錢半

鹽陳皮一錢 毛柴胡一錢

熱甚而渴。加倍鱉甲。並加花粉三錢、麥冬二錢、知母一錢。

脾胃弱。或泄瀉。去當歸、加參。

寒甚寒多。加參、姜皮、桂枝。

羌活黄芩湯 治太陽瘧。

川羌活 錢半 香前胡 錢半 桔黄芩 錢半

鹽陳皮 一錢 肥知母 一錢 肥猪苓 二錢

粉甘草

如口渴。即兼陽明。知母宜倍。再加麥冬石羔。

渴而汗少。或無汗。加粉葛根錢半。

如深秋或冬令無汗。加生姜皮五分。

因虛汗少。或無汗。加參、麥冬、姜皮。

因虛汗多。加黄芪桂枝。汗止。即去桂枝。若素有熱。

不用桂枝。則用白芍五味。

若發於陰。加當歸甲錢半。

小便短赤或濇。加六一散。春令則用茯苓豬苓。

瘧母丸　治瘧痞、結於左脇而痛。

醋青皮五錢炒　尖桃仁五錢炒　六神麯五錢炒

大麥芽五錢炒　大鱉甲兩伍醋煮　荊三稜二錢醋煮

蓬莪术二錢醋煮　海蛤粉三錢醋煮　醋香附一兩

淨紅花錢半

右藥共研細末。以神麯糊丸。如梧子大。每服二錢。

空心淡姜湯送下。日夜兩服。

鱉甲煎丸　治瘧母及一切痞結。

大鱉甲炙一兩二錢　北柴胡　杭白芍
牡丹皮　䗪蟲　烏扇燒
鼠婦熬　蜣螂熬各四錢　桂枝
阿膠各二錢　黃芩　桃仁
大黃　煮夏　党參
厚朴　蜂房炙各二錢　石葦去毛
紫葳各二錢半　葶藶　瞿麥各錢半
赤硝一兩　乾姜二錢
右二十三味爲末。取鍛竈下灰一大碗。酒三碗浸
灰。候酒盡一半。濾去灰。著鱉甲於中。煮令泛爛如

中內斗

二百三十九

膠。後絞取汁。納諸藥末。煎、為丸。如梧子大。空心服、七丸。日三服。

禁忌法

凡癰大忌飽食。發日食飽。病必加重。發時切不可帶熱、飲食。恐不消而成痞塊也。癰病忌洗冷水。及食豆腐、豆乳、鴨肉。柚、必復作。生冷之物必須忌食。果子柑桔可食。

痛風

原因

經云風為百病之長。痛風即所謂痛痺也。熱盛則痛。

濕盛則腫。多因氣血虧損。濕痰濁血流滯經絡。注而為病。或客四肢。或客腰背。百節走痛。攻刺如風之善動。故曰痛風。大率痰火多痛。風濕多腫。內傷六欲七情。或病後亡津。血熱沸騰。亦必外感六淫。而後骨節攢痛。久則手足蜷攣。外因涉冷坐濕當風。亦必血熱凝滯污濁。所以痛甚則身體塊瘰。痛必夜甚者。血行於陰也。瘦人多陰虛火旺。血不榮筋。肥人多風濕生痰。流注經絡。

沈氏尊生云。白虎歷節風痛。亦痹之一證也。以其痛循歷遍身百節。故曰歷節。以其痛甚如虎咬。故曰白

中内科　二百卜

虎歷節。其原皆由風寒濕入於經絡。致氣血凝滯。津液稽留。久而怫鬱堅牢。榮衛之氣阻礙。難行。正邪交戰。故作痛不止也。而所以致三氣作患之故。則或飲酒當風。或出汗入水。或坐臥濕地。或行立寒冰。或體虛膚空。掩護不謹。而此三氣乃與血氣相搏。遍歷關節。遂成此證。

靈樞云。賊風邪氣之傷人也。令人病焉。今有不離屏蔽。不出室穴之中。卒然病者。不離賊風邪氣。其故何也。曰此皆當有所傷於濕氣。藏於血脉之中。分肉之閒。久留而不去。若有所墮墜。惡血在內。而不去。卒然喜怒不節。飲食不適。寒溫不時。腠理閉而不通。其開而遇風寒。則血氣凝結。與故邪相襲。則爲寒痹。其有熱則汗出。汗出則受風。雖不遇賊風邪氣。必有因加而發焉。蓋諸種脚風。其氣多在肝胃腎三經。以肝主筋。胃主宗筋。骨則屬乎腎。久則傷脾。爲脾主肌肉。能令肌肉消瘦耳。今之所謂流火風者。乃厥陰陽明燥熱爍筋。游走作痛。使人難堪。如不速醫。必成廢疾。鶴膝風者。即風寒濕之痺於膝也。不治成爲偏枯。

症狀

輕則骨節疼痛。走注四肢。難以轉移。肢節或紅或腫甚則遍體瘰塊。或腫如匏。或痛如掣。晝靜夜劇。以其痛循歷節。曰歷節風。即行痺之屬也。鶴膝風。膝骨日大。上下肌肉日枯。風毒流注。或手或足。頭額腫潰。

診斷

金匱云。寸口脉沉而弱。沉即主骨。弱即主筋。沉即為腎。弱即為肝。汗出入水中。如水傷心。歷節黃汗出。故曰歷節。盛人脉濇小。短氣自汗出。歷節疼不可屈伸。此皆飲酒汗出當風所致。

彙補云。寸口脉沉而弦。或六脉濇小。皆為痛風。口乾煩渴。脉來洪數。因濕作痛。懸心腫滿。脉必沉滑。濕熱相兼者。身重而痛。脈必沉濡而帶數急。血虛痛者。四肢軟弱而痛甚於夜。脈來芤大無力。血瘀痛者隱隱焉痛在一處而不移。脈現澀滯。

又云凡流走不定。久則變成風毒。痛入骨髓不移。其處或痛處腫熱。或渾身壯熱。若勞役而痛者。元氣虛也。懶怠而痛者。肝火盛也。陰寒而痛者。濕鬱也。飲食失宜而痛者。脾鬱也。大約按之痛甚者。邪氣實。按之痛緩者。正氣虛。又腫滿重着者。濕也。面紅掣痛。汗黃者。風也。肩背頭項不可回顧者。風入太陽而氣鬱也。小便數而欠呻者。肺鬱熱也。臂髀腰脚骨熱腿痛。行步艱難者。濕熱成痹也。面赤尿赤者。暑濕相搏也。結陽支腫、大便秘結者。熱毒流注也。肢節攣痛、小筋急痺者。寒也。初起眩暈。自汗。肢節胸脇。刺痛者。氣也。痛從背起至胸脇者。思慮傷心也。初起胸滿嘔吐者。食積也。髀樞左右一點痛起、延至漆骭腫大、惡寒夜劇者。痰也。四肢歷節走痛。氣短脉沉者。留飲也。遍身痒痛如蟲嚙。遇痒即食。不致齧嚙者。蟲也。亦有氣血兩虛。陰火作痛者。此屬虛症。而似實症。最宜詳審。

療法

上體、宜祛風豁痰。散熱微汗。下體、宜流濕行氣。和血疎風。陰虛則脉弦數而重在夜。陽虛則脉虛大。而重在晝。初起因風濕熱者。當疏動機關。不可遽補。病久則宜消瘀血。兼理痰火。則血自活。氣自和。痛無不愈。久不止者。間用升降之劑。或尚主補脾。如久病及亡血產後。俱不可純用風藥燥血。如年高舉動則筋痛。是血不能養筋。名曰筋枯難治。

沈氏尊生云。如由血虛血熱。血瘀則必調血。行血。或風濕相搏。肢節腫痛不可屈伸。則必疏風理濕。或由風濕麻痺。走注疼痛。為偏枯。為暴痛。則必散鬱開結。或風濕挾痰與死血。致走注刺痛。其痛處或腫或紅。

中內科 [illegible]

則必宣邪通氣。或血虛陰火而痛。及腰以下濕熱注痛。則必養陰清熱。或風冷侵入。阻滯氣血。周身麻痛。則必祛寒散邪。或風毒攻注皮膚骨髓之間。痛無定所。午靜夜劇。筋脈拘攣。屈伸不得。則必解結軟堅。或痰注百節。痛無一定。久乃變成風毒。淪骨入髓。反致不移其處。則必搜邪去毒。或風氣游行。痛無常處。如蟲行。遍體日靜夜劇。則必宣風利氣。或火甚而肢節痛。濕甚而肌肉腫。並受風寒而發動於經絡之中。濕熱流注於節腠之際。則必排解內外。或濕痰流注。痛及肩背。則必豁痰開結。其餘三氣所傷。必以疏風驅寒。除濕為主。蓋其痛如掣者。為寒多。其腫如脫者。為濕多。其肢節間或黃汗出者。為風多。而三氣之為患固變幻若斯之甚也。

經云。諸痛皆屬於火。凡痛風之屬於火者亦多。風濕蘊而成熱。邪在厥陰陽明二經。痛處遊走無定。左痛轉右。右痛轉左。手痛移足。足痛移手。俗呼為流火風。是也。療法須平厥陰風木。清陽明火熾。佐以袪濕舒筋滋潤之品。病延日久。當佐養陰。肌肉消瘦。必兼補血益脾。痠楚作痺。屬於血弱腎虛。自應溫補精血。鶴膝風療法。若肌肉枯。膝頭大。且未可治其膝。先養

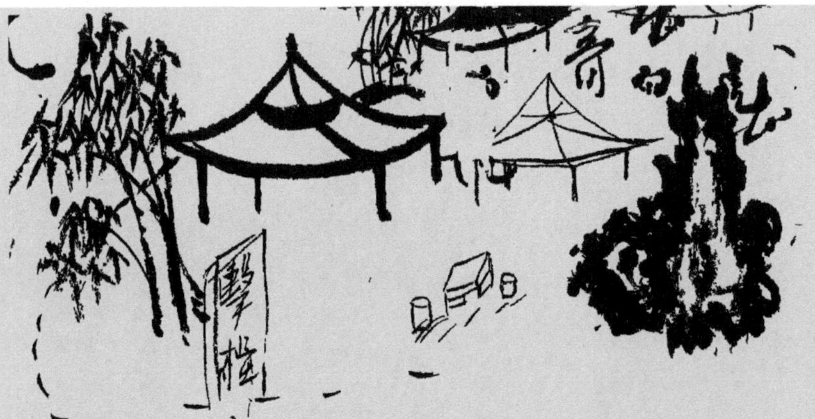

其氣血。使肌肉榮。後治其膝可也。故此與治偏枯之症大同小異。急溉其未枯者。使氣血流行而復榮。倘不知此。但用麻黃防風等風之藥。鮮不全枯者。故治鶴膝風。而急攻其痺。必並其足痿而不用矣。經云。膝者筋之府。屈伸不能。筋將憊矣。薛氏云。多是風邪乘虛入於三陰之經。治法以溫補肝腎為主。未效即須燮脾。初起漫腫不紅。屈伸不便者。乘未潰時。急用溫散法敷之。膿成者不可用也。此症每因感受寒邪。內挾痰濕。或下痢之後。血液內虧。下元不足。致風邪易襲。治之必發其表。而行療法。庶無誤投之患耳。

處方

加減逍遥散　治兩脚風痛，或左或右，為舒筋活血初起第一方。即痿痺及鶴膝風之症，亦可治之。

當歸中錢半　杭白芍錢半　京丹參三錢
結茯苓三錢　小桑枝錢半　大秦艽錢半
宣木瓜錢半　忍冬籐五錢　粉甘草五分
淮牛膝錢半

熱痛加黄柏錢半。寒痛加没藥錢半。便滑加淮牛膝錢半。（牛膝用酒炒或土炒）痛處皮熱，加地骨皮二錢。肌冷去忍冬籐，加酒炒杜仲三錢。巴戟天錢半，並去桑枝，易桑寄

半勺汁

生錢半。或加炙黄芪三錢。

柔潤平肝煎　治肝血不足。風濕内侵。筋不舒而痛。

或痿痹不能行。鶴膝風等症。

明玉竹三錢　黑芝麻三錢布包　直殭蚕錢半

白歸中錢半　生炙芪各三錢半　白蒺藜錢半　沙苑地方郎（北沙苑北人惟知沙苑蒺藜南人主寫北沙苑）

甘菊花一錢　粉甘草炙七分（或嫌天麻改用嫩天麻）

頭暈加明天麻二錢。上半身風痛均宜加之。便泄

去芝麻。筋不舒或强硬。加宣木瓜二錢　淮牛膝錢半

痛處覺熱。加大秦艽錢半。肌膚覺冷。加威靈仙錢半。

防風亦可加之。

若係濕熱，去黄芪，加忍冬藤五錢，石楠藤錢半，小便不利，加黄柏錢半，口乾加川石斛二錢，夜間覆被，見熱痛劇者，去芪歸，加地骨皮二錢，白芍錢半。

四物湯　治血虚腰背手足痠疼，並治鶴膝風。

熟地黄三錢　當歸中錢半　杭白芍錢半　川撫芎錢半（有孕者以川芎改用續斷）

脚軟無力，痠而不痛，加碎骨補（即骨碎補）二錢，扶筋（即金毛狗脊）二錢，宣虚加阿膠二錢，牛膝錢半，筋不舒（或用明五加）加木瓜二錢，川續斷二錢，挟風濕，去熟地，用丹參二錢，加威靈仙錢半，大秦艽錢半。氣虚合四君子湯主之。

（本方添腎填髓）

四斤丸　治腎虛骨痿，腳痛無力，並治鶴膝風。

大熟地三錢　酒木瓜（能消化及舒筋）二錢　淮牛膝（能散血脈結）錢半　杜仲二錢

關東茸（同東山海河鹿茸）酥炙五分　淡肉蓯酒洗錢半　兔絲子（肝脾腎藥）五分　天麻（通血脈理突氣祛風）二錢

痿多食不運，熟地用砂仁末拌。或用海蛤粉拌。

腳痺無力，加金毛狗脊（即扶筋）二錢，大有芪（炒用取助氣）三錢，防風水

或加甘枸杞二錢，鹽水製。

本方去兔絲、杜仲、鹿茸、熟地，加虎脛并掌骨（能追風健骨理痛痺拘攣底能殺魅）一具，酥炙。

淡附子二兩，名虎骨四斤丸。以醇酒五斤浸，春五、

夏三、秋七、冬十日。取出焙乾，切片晒燥，同附子、虎

骨為細末，用浸藥酒打糊丸，如桐子大。每服四五

十丸。食前鹽湯送下。漫酒送完。以陳酒臨卧時送下亦可。此方為丸。木瓜天麻肉蓯蓉牛膝。各用一觔。惟附子用二兩。洗脛并掌骨一具。故名虎骨四觔丸。酒當用十倍。

蠲痺湯　治風濕相搏。身體煩疼。手足冷四肢沈重。

當歸中錢半　赤芍藥錢半　生黃芪錢半

川羌活錢半　粉甘草一錢　片子薑黃錢半

老生姜二片　大紅棗二枚

腰痛加黑杜仲三錢。膝脚痛加淮牛膝二錢　骨節痠疼。加骨碎補二錢。川續斷錢半。

小活絡丹　治寒濕襲於經絡而痛。肢體不能轉側屈伸。方見中風門。痛處皮色紅者勿服。

換骨丹　治風痿痺弱。寒濕風氣。鶴膝風等症。

當歸中一兩　虎脛骨并掌骨一具酥炙　羌獨活各一兩

軟防風一兩　川萆薢一兩　大秦艽四兩

敗龜板一兩酥炙　淮牛膝三兩　晚蠶沙三兩炒

枸杞子四兩　油松節四兩　白茄根六兩飯上蒸

正蒼术三兩米泔浸炒　乾杜仲三兩炒

右用無灰酒一罈。將絹囊盛藥。懸於酒內。封固。候十四日。開罈取酒。不可以面對罈口。恐藥氣衝人面目。每次飲盡許。勿令藥力斷絶。善飲者，日飲三次。不善飲者，日飲兩次。飲盡病雖見痊。仍將藥晒乾為末。米泔糊丸。梧子大。每服數十丸。空心温酒下。忌食動風辛熱之物。痛處若有焮赤腫痛。甚於春夏者。非其所宜。

史國公酒方　治風濕疼痛。

即換骨丹，去龜板、蒼朮、獨活。加白朮、鱉甲、蒼耳子。

虎潛丸　治精血不足。筋骨痿弱。足不任地。及骨蒸勞熱。

川黄柏 兩半 鹽酒炒　肥知母 兩半 鹽酒炒　大熟地 三兩

虎脛骨 二兩酥炙 敗龜版 四兩酥炙 瑣陽 兩半酒浸

當歸中 兩半酒洗 淮牛膝 兩半酒浸 白芍 兩半酒炒

右藥為末。以羯羊肉十二兩。去皮淨。酒煮爛。搗丸。晒乾。每次三錢。鹽湯送下。作湯分量用十之一份。

此方丹溪加乾姜、白术、茯苓、甘草五味、兎絲、紫河車。名補益丸。治脚痿。一方加龍骨、名龍虎濟陰丹。治遺精。一方加陳皮以調氣加乾姜以通陽

獨活寄生湯去肉桂細辛　治肝腎虛熱。風濕內攻。腰膝作痛。或冷痹無力。屈伸不便。

蜀獨活 錢半　桑寄生 錢半　大秦艽 錢半

軟防風一錢 當歸中錢半酒洗 杭白芍錢半酒炒

川芎藭一錢酒炒 大熟地三錢 川杜仲二錢姜汁炒

淮牛膝二錢 結茯苓三錢 炙甘草七分

京丹參三錢

氣不足，去丹參、用人參。或潞党參。痛處冷痺，皮膚不溫，仍用肉桂細辛。

五. 子衍宗丸 治房勞過度。腎虛脚風。行走無加或痿痺不能行。及陽事、不舉。

兔絲子錢半 枸杞子二錢 覆盆子錢半

五味子五分 車前子錢半 作丸分量十倍。

除濕蠲痛湯　治身體沈重痠疼。天陰即發。

泡蒼术錢半　漂白术錢半　川羌活錢半

結茯苓二錢　泡澤瀉二錢　鹽陳皮一錢

炙甘草五分

右藥以水煎。入姜汁二茶匙。竹瀝半湯瓢。熱服。

犀角散　治熱毒流入四肢。歷節腫痛。

犀角屑二錢　羚羊角錢半　香前胡錢半

枯條芩錢半　苡米仁錢半　生大黃錢半

川升麻七分　堅射干錢半　（炒黑）酒豆豉三錢

右九味杵爲散。每服三錢。水煎飯後熱服。

通痹散　治風寒濕三氣襲於足三陰經，腰以下至足冷如冰，不能自舉。

明天麻三錢　獨活二錢　香藁本二錢

當歸中二錢　川芎二錢　正蒼术錢半

右為散，每服三錢，熱酒調，早晚各一服，加川烏亦佳。

桑枝芍溫膽湯　治風傷肝經，筋絡不舒，肢節煩疼。

小桑枝錢半　杭白芍錢半　新竹茹三錢

結茯苓三錢　煮半夏錢半　陳桔絡一錢

綠枳殼一錢　粉甘草七分

此方加木瓜、忍冬、牛膝、秦艽均可。口乾去夏，加川

貝母二錢。便秘加栝樓仁四錢。溺少加黃栢錢半

並治流火風初起。挾濕加茵陳三錢。

肝熱甚。筋攣而痛。加羚羊角錢半。肌熱加丹皮錢半

胃中濕熱。大便溏泄。加粉葛根錢半

龍膽瀉肝湯　治肝熱灼筋。脚痛。二便少通。歷節風

痛等症。

龍膽草錢半　泡澤瀉二錢　北毛柴一錢

小生地三錢　車前子錢半　當歸中錢半

生卮子錢半　川雅連七分　白木通錢半

粉甘草七分

羚羊角地黄湯　治血熱肝熾。筋痛掣攣。歷節風痛。

羚羊角錢半、大生地四錢　粉丹皮錢半

杭白芍錢半

脚痛加木瓜二錢。牛膝錢半。忍冬藤亦可加入。内風熾熱、加秦艽錢半。頭暈加天麻二錢。小便不利。卽利赤短。色見黄赤者。加白茅根四錢。口乾加蘆笋根五錢。挾痰燥粘。或黄色者。加川貝二錢。煩熱加鮮竹茹三錢。便燥加山梔子錢半。括樓亦可入。

加味二妙丸　治兩足濕熱疼痛。或如火燎。從足跗熱氣漸至腰胯。或麻痺痿軟。

正茅术錢半泔浸　川黃柏錢半　淮牛膝二錢
當歸中錢半　漢防己錢半　川萆薢二錢
敗龜板五錢　如作丸分量十倍，研末酒糊丸。
若挾風氣，加秦艽錢半。石楠藤錢半。
本方去當歸、防己、萆薢、龜板，名三妙散。治同。

六味丸作湯　治肝腎不足，脚風漸瘦，及鶴膝風，偏枯等症。

方見中風章。

脚癢而痛，加川續斷、淮牛膝各錢半。軟而無力，加扶筋二錢。痛處覺熱，加秦艽錢半，桑白皮二錢，肌膚見冷，加巴戟天錢半。胡蘆巴錢半。或去丹澤，加枸杞二錢，炙甘草五分，名左歸丸。便濇腎水虛，加肉蓯蓉錢半。牛膝二錢。不可用瀉火之劑。

木瓜散　治筋脈拘攣縮急。唇青面白。爪疼痛。

宣木瓜酒浸七錢半　虎脛骨一具醋炙　五加皮

當歸中　桑寄生　炒棗仁

東丹參酒炒　柏子仁　大有芪各一兩蜜酒炒

炙甘草五錢

右為散。每服四五錢。姜五片。水煎，去滓熱服。

續斷丸　治風寒濕痹。筋攣骨痛。

川續斷三錢酒炒　羌　淮牛膝二錢酒炒　羌　川萆薢三錢炒　羌活
軟防風錢半　川烏頭一錢炒
右為末。白蜜煉為丸如彈子大。醇酒細嚼一丸。重
三錢。作湯煎服亦可。
骨不痛。筋攣而痛者。去烏頭加宣木瓜二錢酒炒。筋攣、
加忍冬藤五錢。皮膚腫者。加五加皮二錢。海桐皮
二錢
腎精不足兩腳痛而無力加巴戟天錢半。金毛狗
脊二錢。製黃精二錢。九蒸九曬。
虛而挾風濕濕毒。加玉竹三錢。甚，有煩渴。當去防

風烏頭。加玉竹石斛各三錢。天麻秦艽均可加之。

趁痛散　治血瘀凝風痺作痛防感血虛

尖桃仁十四枚　淨紅花一錢　當歸中錢半

乾地龍錢半　五靈脂一錢　酒牛膝錢半

酒羌活錢半　製香附一錢　明乳香一錢

製沒藥一錢　粉甘草一錢

共為細末每服二錢熱酒冲下日二服並治歷節風痛。

疏風活血湯　治歷節風痛濕傷血分

當歸中錢半　川芎藭錢半　威靈仙錢半

香白芷一錢 漢防己錢半 川黄柏錢半
製南星一錢 正蒼术錢半 川羌活一錢
淨紅花五分 小桂枝一錢 老生姜二片
口乾去桂枝生姜川芎

半夏苓术湯 治痰濕挾風歷節作痛

正茅术錢半 漂白术錢半 製半夏二錢
製南星一錢 酒黄芩錢半 製香附一錢
鹽陳皮一錢 赤茯苓三錢 威靈仙一錢
粉甘草五分
一方有生姜羌活臨時酌用

三山醫學傳習所第四學年第二三學期講義

內科

脚氣附痿痺

原因

千金論曰。考諸經方。往往有脚弱之論。古人少有此疾。自唐開闢六合無外。南極之地。多遭此苦。後來中國人士。亦遇之者。良由天下風氣混同。物類齊等。所致之耳。此病初得。即先從脚起。因即脛腫。時人號為脚氣。深師云。脚弱者。即其義也。凡脚氣病。皆由濕鬱之風。故亦名為風毒。風毒之中人。隨處皆得作病。何徧著於脚也。夫人有五臟。心肺二臟經絡所起在手十指。腎肝與脾三臟。經絡所起在足十指。風毒之氣。皆起於地。地之寒暑風濕。皆作蒸氣。足常履之。所以風毒之中人也。必先中脚。久而不差。遍及四肢腹背頭項也。微時不覺。痼滯乃知。或因他病一度。乃始發動。或奄然大悶。經兩三日不起。方乃覺之。諸小庸醫皆不識此疾。謾作餘病療之。莫不盡斃。故此病多不令人識也。為初起飲食嬉遊氣力如故。唯卒起脚屈弱不能動。有此為異耳。黃帝云。緩風濕痺是也。凡四時之中。皆不得久立久坐冷濕之地。亦不得因酒醉汗出。脱衣靴韈當風取凉。皆成脚氣。若暑月久坐久立濕地者。則熱濕之氣蒸入經絡。病發必熱。四肢痠疼煩悶。若寒月久坐久立濕冷地者。則冷濕之氣上入經絡。病發則四體酷冷轉筋。若當風取凉得之者。病發則皮肉頑痺。諸處瞤動。漸漸向頭。凡常之日忽然暴熱。人皆不能忍得者。當於此時必不得頓取於寒以快意也。卒有暴寒復不得受之。皆生病也。世有勤功力學之士。一心注意於事。久坐久立於濕地。不時動轉。冷風來擊。入於經絡。不覺成病也。故風毒中人。或先中手足十指。因汗毛孔開。腠理疏通。風

中内科　卷四十五

如擊劑。或先中足心。或先中足趺。或先中膝以下踹腨表裏者。急須灸所覺處二三十壯。黃帝云。當風取涼。醉已入房。能成此疾。

痺症原因

經云風寒濕三氣雜至。合而為痺。其風氣勝者為行痺。寒氣勝者為痛痺。濕氣勝者為着痺。行痺者。痛無定處。俗名流火風。痛痺者。痛有定處。即前之所謂痛風也。着痺者。即麻木不仁也。閉塞不通謂之痺。或痛痺不知。或手足緩弱。與痿相類。但痿症不痛。痺症多痛。四肢肌肉不為我用為異耳。

内海

痿症原因

經云：肺葉焦，五臟因而受之，發為痿躄。諸痿有皮脈筋肉骨五痿之名，應乎五臟。肺主皮毛，脾主肌肉，心主血脈，肝主筋膜，腎主骨髓。性喜怒勞色，內藏虛耗，使皮膚血脈、肌肉筋膜骨髓無以運養，故致痿躄。夫痿與風脚氣相似，但彼因邪實而痛，痿屬內虛而不痛。其痿症亦有作痛者，必挾火、挾痰、挾濕、挾瘀而起，切不可混同風治。

脚氣症狀

初起其勢甚微，多不即覺，失無他病而忽得之，或因余病後得之。其狀自膝至脛，有麻木，或若痺。或淫淫如蟲行。或脚脛及足指洒洒爾。或脚屈弱不能行，或微腫。或腫滿，或酷冷，或痠疼，或緩縱不隨。或攣急，或有至困能食者。或有不能者，或見飲食而嘔吐，惡聞食臭。或有物如指，發於腨腸，逕上衝心。氣上者，或舉體轉筋。或壯熱頭痛。或心悸不寧，寢處不欲見明，或腹內苦痛而兼下者。或語言錯亂，有善忘誤者。有眼濁精神惛憒者。有腫有不腫。有四肢手足指麻木不仁。少腹作痺。此皆脚氣之候也。若治之緩，便上入腹。毒氣攻心。胸脇滿，氣喘便殺人。急者不全日，緩者或一二三月。或愈而復發。或每年必發。此病便宜速療。不同常病也。晉宋以前。名為緩風。古來無脚氣名。後以病從脚起。或有腫滿。故名脚氣也。今人分為乾濕脚氣。濕脚氣。兩脚及足浮而兼腫。有延及手部遍身與面者。有不腫而緩弱。行卒屈倒。漸至不仁。難於起立。脚肚反見枯瘦。謂之乾脚氣。此種之症。愈期甚緩。治之得宜。亦須數月。病者不可廢藥。以輕疾致斃。

痺症狀

痺之症狀。當與痛風參考。亦有脚氣腫痺。或腫消作痺。或不腫而痺。若骨痺久。復感三氣。內舍於腎。則善脹。尻以代踵，脊以代頭。蓋胃氣下行。而腎為胃關，腎既痺。則腎氣不行。是陽明逆也。故善脹。腎為作强之官。痺則足攣而不能伸。故尻以代踵。身僂而不能直。故脊以代頭也。筋痺久。復感三氣。內舍於肝。則多飲溲數。夜卧易驚。上為引如懷。蓋肝內熱痺。不淫精於脉。故渴而多飲。肝熱下乘。膀胱故溲數。肝藏魂。肝痺則氣血兩衰。故魂不歸而易驚。經絡有氣無血。故上下引而血不得赴。若結於中而如懷也。脉痺久。復感三氣。內舍於心。則脉不通。煩則心鼓暴。上氣咽乾善噫。厥氣上而恐。蓋心合脉，而痺入之。故脉不通。不通則心氣鬱。故鼓暴。鼓暴則氣逆而喘。故上氣。心脉起心中上挾胃挾咽。故咽乾善噫。厥為陰氣。心火衰而邪乘之。故神怯而恐也。肉痹久。復感三氣。内舍於脾。則四肢怠惰。發欬嘔汁。上為大塞。蓋肢惰者。肉痹之驗。脾痹則本臟不足。不能散精。反上壅肺。故發欬。上焦不通。故嘔汁。甚則否塞也。皮痹久。復感三氣。内舍於肺。則煩滿喘而嘔。蓋痹既入肺。則臟氣閉而不通。本氣不能升舉。肺職行治節。痹則上焦不通。而胃氣逆。故煩滿喘而嘔也。此五臟之痹。各以其證顯者。便不易治。以復感者。既已成痹。又各以其主時重受風寒濕之邪氣。為病而深也。

痿症狀

皮痿者。色枯毛落。喘呼不已。肺受熱也。脈痿者。色赤脈溢。脛縱不任地。心受熱也。筋痿者。色蒼口苦爪枯筋攣。肝受熱也。肉痿者。色黃肉瞤肌痹不仁。脾受熱也。骨痿者色黑耳焦。腰膝難舉。腎受熱也。痿為血虛。麻木多屬氣虛。與痹相似。但痹有兼痛者。痿見腳軟而不痛。其痿症亦有作痛者。必挾火、挾痰、挾濕、挾瘀、而起。有痹久而成痿者

腳氣診斷

三因云。自汗走注。脈浮弦為風勝。無汗攣急。脈沉濇為寒勝。腫滿重著脈濡細為濕勝。煩渴便赤脈洪數為暑勝。膏粱之火下乘者。頑痹不仁。脈沉有腎之陰不充者。軟緩少力。脈亦空虛。

千金曰。脚氣病但覺心下急氣喘不停。或自汗出。或乍熱乍寒。其脈促短而數嘔吐不止者死。上氣脈數不得臥者亦死。上氣肩息胸脇逆。臟急者亦死。脚氣脈浮大而緊。此最惡候之脈也。若細而緊。同是惡脈。又曰脚氣病。其小腹頑痹不仁者。多不腫。小腹頑後不過三五日即令人嘔吐。名曰脚氣入心。死在旦夕。

丹溪曰：入腎則腰腳腫，小便閉，氣上喘急，尺脈絕，目皆黑光，以腎乘心，水尅火，死不旋踵。

腳氣禁忌

凡腳氣之病，極須慎房室、羊肉、牛肉、魚、蒜、蕺菜、菘菜、瓠子、酒、麵、酥油、豬、雞、鵝、鴨，有方用鯉魚頭，此等並切禁，不宜犯，并忌大怒。唯得食粳米、粱米、粟米、醬豉、蔥、韭、薤、椒、姜、橘皮。又不得食諸生果子、酸醋之食，犯之者皆不可差。又大宜生牛乳、栗子、蠶豆。

彙補云：凡甘濕補劑及湯藥淋洗，恐邪入經絡，皆在所禁。古稱壅疾，宜疏通氣道為先。

痺症診斷

脈經曰。脈澀而緊。爲痺病。脈訣曰。風寒濕三氣合而爲痺。浮澀而緊。三脈乃備。玉機曰。脉大而澀爲痺。脉來急亦爲痺也。

内經曰。汗出而風吹之。血凝於膚者。則爲痺。又曰。風之爲病。當半身不遂。或但臂不遂者。此爲痺。又曰。虛邪中人。留而不去。則爲痺。衛氣不行。則爲不仁。又曰痺病痛者。寒氣多。有寒故痛也。其不痛不仁者。病久入深。榮衛之行澀。經絡時踈。故不痛。皮膚不營。故不仁。其或寒者。陽氣少。陰氣多。與病相益。故寒也。其或熱者。陰氣少。陽氣多。病氣勝。陽乘陰。故為痺熱。其多汗而濡者。此其逢濕甚也。陽氣少。陰氣多。兩氣相感。故汗出而濡也。

金匱問曰。血痺病。從何得之。師曰。夫尊榮人。骨弱肌膚盛重。因疲勞汗出。卧不時動搖。加被微風。遂得之。但以脈自微澀在寸口。關上小緊。

痿證診斷

古要云。痿屬肺熱。傳於五藏。其脈多浮而大。或尺脈虛弱。或緩濇而緊。

張氏醫通云。為腎痿者。足軟弱。脈沈濇。兼腰膝麻木。或肥黑瘦人，脉濡弱，或左脉大而无力，行步艰难，或兼溢汗、阴虚等证者，是血虚。有大肥白人，脉沉滑，或湿痰心胸膈不利，属气虚。有病若兼食积，即气口弦滑，腹胀恶食，是食积阻碍脾气，不得运于四肢。挟死血者，脉沉涩或弦，而挟二则兼为恶血流于腰膝。或因产后，或跌扑伤损而得者，即不可作虚治。

脚气疗法

脚气俱属湿热，初宜辛凉发散，继宜分利二便，与湿间治，用二术以燥湿，知柏、苓、皮以清热，归芎、续断以调血，木瓜、槟榔、香附、苏梗以行气，羌独活以利关节，秦艽靈仙石楠以散風濕。木通防己牛膝以引藥下行。且消腫除濕氣。虛肥白者。用參芪。瘦人血燥者。用滋陰。若濕痰内蘊。瘀血壅滯經絡者。非肉桂草烏附子辛溫不能開結行經。但不可專用多劑。須黃柏辛涼佐之。大率氣在下。用蒼术防風。升麻羌活。以舉其濕。衝上。用黃柏獨活防己木瓜以降其熱。赤腫為血熱。用赤芍苦參黃芩。浮腫用陳皮五加皮桐皮以袪濕。候濕用川朴砂仁腹皮以消導。食積下注者。神麯麥芽南查蒼术半夏以消之。脾虛濕泄。淮山苡米白术以補之。寒濕宜溫之。實熱便閉微下之。挾表症者。宜跌解之。若脚氣攻心。外用附子末津調塗湧泉穴引氣下行。治分先後。初起邀補。久虛反攻。以致實實虛反虛如用湯淋洗。恐反遏邪入於經絡也。養生書曰。湧泉穴在足心。濕氣皆從此入。日夕之間當以兩足赤肉。更次用手握指。一手摩擦。數目多時。覺足心熱。即將脚指略略動轉。倦則少歇。脚力強健。無痿弱痠痛之疾矣。

痹症療法

行痹散風為主。禦寒利濕。仍不可廢。參以補血之劑。乃治風先治血。血行風自滅也。治痛痹。散寒為主。踈

風燥濕仍不可缺。大抵參以補火之劑。非大辛大溫
不能釋其凝寒之害也。治着痹。利濕為主。祛風解寒
亦不可缺。參以補氣之劑。蓋土強可以勝濕。而氣足
自無頑痹也。如其濕痹作痛。宜祛風化痰。沉重者宜
流濕行氣。久則須分氣血虛實痰瘀多少治之。大率
以四物湯加羌活防風秦艽紅花姜黃等。風勝加白
芷。濕勝加蒼术南星。熱勝加黃柏。寒勝加獨活肉桂。
上體加桂枝威靈仙。下體加牛膝防已草薢木通黃
柏。初起宜升陽散濕。調理用活血疏風。久而元氣虛
弱。當便補氣血。大便阻滯。亦必用通腸。如大黃川林

均可用之。

痿症療法

宜補血。治痿獨取陽明。陽明經為水穀之海。主化津液。變氣血。以滲灌谿谷。而潤筋脉者也。況陽明之經合於宗筋。會於氣街。屬於帶脉。而絡於督脉。故陽明虛。則五臟無所養。不能行血氣。濡筋骨利關節。則宗筋弛縱。帶脉不引而為痿。故古人知痿首重陽明。此為氣虛者立法也。其尊重肝腎。因腎主骨而藏精。肝主筋而藏血。故肝腎虛則精血竭。精血竭則內火消爍。筋骨為痿。治當補養腎肝。此為陰虛者立法也。善治者辨其孰為氣虛，孰為血虛，合宜而施。至於七情六慾所挾多端。或行痰疏氣，或清濕熱，瀉實補虛，是在神而明之。

處方

平胃散　治脚氣濕腫，胸腸滿悶。

方見感冒章。

濕熱脚腫，加海桐皮二錢，五加皮二錢酒炒。肌熱加綿茵陳三錢。脚硬筋掣，加牛膝二錢酒炒，木瓜二錢酒炒。腹脹加大腹皮二錢水洗。惡寒加紫蘇葉錢半。小便不利加茯苓皮四錢，漢防己錢半水製。喘氣促加沉香七分。嘔吐加煎半夏二錢，老生姜二片；大便秘結不通，加酒大黃錢半；風濕脚氣，加大秦艽錢半，石楠藤錢半。

崔氏方　治脚氣初起，麻木微腫，便澁者。

黑大豆四錢　桑白皮二錢　花梹榔錢半　茯苓皮四錢

右藥以水一杯，酒一杯，和煎八分杯，溫服。煎藥加木瓜、川芎各錢半；痛加威靈仙錢半。

人參敗毒散　治感受風濕之氣，及四時邪氣，脚氣腫痛，寒熱頭痛，病在三陽經。

方見感冒章

清暑益氣湯　治暑濕傷氣，成毒侵襲，病成脚氣

方見暑病章

雞鳴散　治脚氣便步，風毒内攻，或胸穿嘔逆者

花梹榔錢半　淡吳萸一錢　紫蘇葉錢半

苦桔梗錢半　廣橘紅一錢　宣木瓜錢半

老生姜二片

右藥以水三中杯，煎至一杯，去渣，再入水一杯，和

前藥汁重煎至一杯，候五更時空服，冬天微温服

當下黑糞

妙散　治風濕脚氣，或腫或痛或痺及乾脚氣。

正茅朮二錢。川黃柏酒炒錢半。鹽淮牛膝二錢。
大便滑者。牛膝用酒炒。腳冷。加骨碎補、威靈仙各
錢半。軟而無力。加扶筋錢半。麻木作痺。加黃蔴稿
風各錢半。浮腫。加五加皮二錢。筋不舒。加宣木瓜
錢半至挾痰。加陳皮一錢。痛者。加木香五分。小便
二錢
不利。加萆薢二錢。茯苓皮四錢。

木通散　治腳氣遍身腫滿。喘逆煩悶。小便不利。
木通、檳榔錢半。紫蘇葉錢半。肥豬苓錢半
桑白皮二錢姜炒　花檳榔二錢。赤茯苓二錢
右藥共為末。每服五錢二分五厘。入生姜三片。葱

右五味水杯半。煎一杯，空心熱服。

半夏湯　治脚氣入腹衝胸。氣欲絶。屬虛寒者。

煮半夏三錢　肉桂心五分　潞党參三錢

炒乾姜一錢　淡附子一錢　北細辛三分

蜀椒目炒三分　炙甘草七分

沉香導氣湯。治脚氣入腹衝心。疼痛腫滿。大小便不通。

川羌活錢半　杭白芍錢半　花檳榔錢半

川撫芎一錢　製香附一錢　炒枳殼一錢

紫蘇葉一錢　萊菔子一錢　宣木瓜錢半

老生姜二斤

右藥以水三杯煎一杯臨卧去滓將藥汁磨沉香木香二味各五分調服

唐侍中方　治脚氣攻心

即鷄鳴散去桔梗以橘紅易陳皮

千金溫腎湯　治腰脊膝脚浮腫不遂濕氣内侵

結茯苓三錢　北乾姜一錢　泡澤瀉三錢

肉桂心五分

腰脊腫盛加威靈仙黑杜仲各錢半兩脚腫盛加五加皮牛膝各錢半挾痰加鹽陳皮一錢麻木不

仁加炙黃芪三錢　蒼朮錢半

清熱滲濕湯　治濕熱脚氣兩脚浮腫小便不利

川黃柏一錢酒炒　鹽泡蒼朮錢半　紫蘇葉一錢

赤芍藥一錢　宣木瓜錢半　澤瀉二錢

木通梗一錢　漢防己錢半　花檳榔錢半

綠枳殼八分　製香附八分　川羌活一錢

粉甘草七分

痛者加煨木香四分　腫盛加大腹皮二錢　熱盛加

川黃連七分　酒大黃一錢

檳蘇散　治風濕脚氣腫痛拘攣

泡蒼朮二錢 製香附一錢 紫蘇葉一錢
鹽陳皮一錢 花檳榔一錢 宣木瓜錢半
川羌活一錢 淮牛膝錢半 粉甘草五分
老生姜二片 生葱白二莖

羌活導滯湯 治腳氣初發一身皆痛或肢節腫痛
便尿阻隔病在三陰經
酒大黃錢半 羌獨活二錢四分各半 漢防己錢半
當歸尾錢半 綠枳實七分

大腹皮散 治腳氣上衝胸腹滿悶肢節心煩
大腹皮二錢 紫蘇梗一錢 木通梗錢半

桑白皮 錢半 台烏藥 錢半 宣木瓜 錢半
煮半夏 二錢 赤芍藥 錢半 青桔皮 八分
蜀獨活 錢半 絲瓜瓤 一錢 老生姜 二片
生葱白 二莖

簡便方 治脚氣上衝腹脹煩悶

威靈仙 二錢 共研細末酒調下痛減一分則藥亦減一分 或灸風市肩髃曲池三穴 或七壯或五十壯

防己飲 治脚氣足脛腫痛增寒壯熱

漢防己 二錢 鹽水炒 白木通 錢半 花梹榔 錢半

川撫芎錢半　漂白术錢半　正茅术泔泡錢半
川黄柏一錢　犀角旁一錢　生地黄三錢
炙甘草五分

大聖散　治脚氣足心痛或乾或濕均宜
煨木香六分　京丹參三錢　結茯苓三錢
川撫芎錢半　大麥冬二錢　炙黄芪三錢
當歸中錢半　炙甘草五分

茱萸丸　治脚氣入腹脹滿不仁喘悶難堪
泡吴萸錢半　宣木瓜三錢
又吴萸木瓜湯加檳榔

中内科

桔皮湯　治脚氣嘔逆滿悶不食

鹽陳皮一錢　潞党参三錢炒　紫蘇梗錢半

老生姜二片

草荳蔻散　治脚氣嘔吐胸悶不食

草荳蔻一錢　紫蘇梗一錢　赤茯苓三錢

香前胡錢半　花梹榔錢半　淡吴萸一錢

煮半夏二錢　綠枳殼一錢　木通梗錢半

沈香散　治脚氣脹蹣四肢壅悶不食

黑沈香八分　綠枳殼一錢　肉桂心五分

大腹皮二錢　赤茯苓三錢　花梹榔錢半

赤芍藥錢半 煨訶子錢半 吳茱萸一錢
白木香五分 桑白皮錢半 酒大黄一錢
大便不秘去大黄 麻木加木瓜二錢
八味地黄丸 治脚氣入心。小腹不仁。上冲喘急。嘔
吐則安之危症。乾濕脚氣。有見此證。均能治之。
大熟地三錢 石棗肉二錢 正淮山三錢
結茯苓三錢 粉丹皮錢半 泡澤瀉錢半
淡附子錢半 肉桂心三分 另燉冲
浮腫小便不利者。濟生加車前子錢半 牛膝錢半
名濟生腎氣丸。治脚氣上攻。

五苓散　治脚氣浮腫。小便不利。

泡澤瀉三錢　肥豬苓二錢　結茯苓二錢

漂白朮錢半　肉桂心三分另炖冲

若兼痺痛。加威靈仙、木瓜各錢半。嘔者。加煮夏二錢

生姜二片。氣促加沈香八分　蘇子錢半。

滋腎丸　治腎虛脚氣腫滿。小便不通。濕在下焦。膀胱失利。無論乾濕脚氣。俱可用之。

川黃柏錢半　肥知母錢半鹽水炒　肉桂心三分另炖冲

杉木湯　治脚氣入肝。左脇有塊。痞塞欲絕者。

杉木節一杯　青桔葉五錢　花檳榔三枚。

右藥以童便二杯。水二杯。煎二杯。分兩服。得快利
停後服。無桔葉、用青皮三錢。無杉木節。用杉木屑。
千金翼療脚氣常作穀白皮粥防之法。即不發方。
穀白皮五杯末之外膜以水十五杯煮取十杯去滓煮米
粥常食之。

脚氣宜常服赤小豆湯。近今脚氣浮腫。以蠶豆和
紅糖煮服必消。惟消後兩脚多見麻木。或痺或癱。
然亦無妨。但愈期甚緩。隨症施治。無不獲效。不可
以其緩功而廢藥。是所切戒。

逍遙散去柴薄加桑枝木瓜忍冬方　治乾脚氣而

麻木作痹者。

當歸中錢半　杭白芍錢半　漂白朮錢半
結茯苓三錢　小桑枝錢半　宣木瓜錢半
忍冬籐五錢　粉甘草五分

腳屈伸不便，加牛夕錢半，川續斷錢半。肌冷加骨碎補錢半。炙有芪錢半。肌熱加大秦艽錢半，地骨皮錢半。或加黑豆皮四錢亦可。

玉屏風散　治乾腳氣，麻木惡風者。並治痿痹。

炙西芪三錢　漂白朮錢半　軟防風一錢

腳無力或痛者，加續斷二錢　木瓜二錢　杜仲二錢氣虛者、加人參。血虛者、加熟地三錢。當歸錢半。精不足者。加何首烏三錢。枸杞子二錢。牛膝錢半。

四物湯　治乾腳氣腰瘦。

方見中風章

腳痛而痹。加威靈仙、木瓜各錢半。屈伸不便者。加牛膝二錢。無力者。加扶箴黃芪、各錢半。飲食少進者。去熟地。用玉竹三錢。加山查肉錢半。

柔潤平肝煎　治陰虛血少。乾腳氣。麻木痿痹。

明玉竹三錢　黑芝麻三錢布包　真殭蠶錢半

甘菊花八分　白歸中錢半　炙有芪三錢

白蒺藜三錢 沙苑

脚見無力，可加兎絲子錢半。宣木瓜錢半。

風引湯　治痺滿上氣，遍身脹，膝痛。兼老風濕痛。

黑大豆五錢　炮附子三錢　炙枳實四錢

澤瀉四錢　陳桔梗四錢　結茯苓六錢

秋防風二錢　炙甘草一錢

右八味，以水二碗，酒二杯，煮大豆取一碗，納諸藥

煮取二杯，分三服，日二夜一。若腫消，去大豆、澤瀉。

更服三劑。忌豬肉、冷水、海藻、菘菜、酢物。

七物獨活湯　療脚弱，中風濕，緩縱不隨。

蜀獨活五錢　粉葛根四錢　北乾姜二錢
肉桂心錢半　煮半夏四錢　軟防風三錢
炙甘草二錢
右七味，以水八杯，煮取三杯，每服一杯，日三服，得
少汗，好。忌羊肉、餳、海藻、菘菜、生葱。
千金諸風痺方　治風濕脚痺。
肉桂心五分後入　當歸中錢半　結茯苓三錢
軟防風一錢　枯黄芩錢半　炙秦艽錢半
粉葛根錢半　煮生姜錢半　大紅棗四枚
苦杏仁二錢　炙甘草一錢　寒濕去芩桂，用桂枝。

右十一味。水酒各二杯。煎杯半。分兩服取汗。

茵陳連翹赤豆湯　治濕熱脚痺。小便短赤。

綿茵陳三錢　連翹殼二錢　赤小豆四錢

筋不舒。加宣木瓜錢半。熱重於濕。加忍冬藤四錢。便秘加黑芝麻三錢。布包。膀胱有熱。小便不易通。加川黄栢錢半。痺痛處皮膚覺熱。加桑白皮二錢。大秦艽錢半。痠疼者。加威靈仙牛膝各錢半

黄芪五物湯　治風寒濕三氣合而爲痺。四肢麻木。脚痿無力。

炙黄芪三錢　小桂枝錢半　杭白芍錢半

老生姜一錢　大紅棗四枚

脚攣無力。加續斷二錢。骨碎補錢半。筋不舒。加宣木瓜一錢

獨活寄生湯　治風寒濕侵淫。脚痺偏枯。脚風。

方見中風章

人參益氣湯　治夏月麻木。倦怠嗜卧。

潞黨參三錢　炙有芪三錢　杭白芍錢半

川升麻五分　毛柴胡七分　五味子七分

生炙草、

水三杯。煎一杯。服後于麻痺處按摩屈伸。使藥力

偏行。日可兩服。如法

第二次藥煎服如前法。

生炙芪三錢各半　淨紅花五分　鹽陳皮一錢

泡澤瀉二錢

第三次藥煎服如前法。

生炙芪三錢各半　川黄柏錢半　鹽陳皮一錢

泡澤瀉錢半　杭白芍錢半　五味子七分

生黄芩錢半　生炙草一錢

右藥輕者日一服。重者日兩服。按摩如前法。秋去

五味。冬去黄芩。

虎潛丸　治肝腎兩虛。手足痿痺。或酒色過度。作湯煎服。

方見痛風章。

牛膝丸　治肝腎兩虛。骨痿筋攣。作湯煎服。

淮牛膝二錢　川萆薢二錢　黑杜仲二錢

白蒺藜三錢炒去刺　防風八分　兔絲子錢半

肉蓯蓉錢半洗淡　肉桂心三分

四斤丸　治肝腎虛。精血不足。骨痿不仁。或陽事不舉等症。

方見痛風章。即鹿茸四斤丸。

中內科

五痺湯　三氣客于肌體。手足緩弱。麻木不仁者。此方主之、
片子姜黃 錢半　川羌活 錢半　漂白术 錢半
炙甘草節 五分　漢防已 錢半　老生姜 二片
症在上下。分食前食後熱服。

健步丸　治濕熱脚瘻。起立無力。
川羌活 錢半　北柴胡 一錢　軟防風 八分
川烏頭 一錢　肉桂心 三分另炖　原滑石 三錢
泡澤瀉 二錢　漢防已 錢半　泡苦參 四錢
栝樓根 三錢　粉甘草 七分

右藥水酒各一杯半煎一杯服如為丸分量用十倍
共研末酒糊丸每服三錢早晚空心服兩次

清燥湯　治濕熱脚痿

京丹參三錢生炙芪三錢各半漂白术錢半
正茅术錢半泔泡盐陳皮八分結茯苓三錢
泡澤瀉三錢川升麻五分當歸中錢半
川黃柏一錢北毛柴八分大麥冬三錢
六神粬錢半肥豬苓二分川黃連七分
粉甘草七分
氣虛者去丹參用潞党參口乾用洋參食少去白

术口便利者去猪苓泽瀉自汗去升麻柴胡

補血榮筋丸　治陰血虚少不能養筋筋緩不能收持脚瘦無力

淡蓯蓉錢半　菟絲子錢半酒炒　明天麻二錢

淮牛膝錢半酒炒　鹿角霜五分　大熟地三錢

宣木瓜二錢酒炒　五味子七分

右藥水二杯半煎八分杯溫服為丸分量照加為末酒糊丸每用酒送下早晚各三錢

六君子湯加蒼术黄栢竹瀝姜汁方　治肥人脉沉緩或滑惡心胸膈不利氣虚有痰

潞党參三錢 漂白朮錢半 煮半夏二錢
鹽陳皮一錢 結茯苓三錢 正蒼朮錢半
川黃柏錢半 炙甘草五分
右藥以水三杯納竹瀝汁一湯瓢生姜汁一茶匙和
煎一杯温服

導痰湯 治食積致痰脉氣口弦滑腹脹懸食乃飢
積痰礙脾氣不得運於四肢
煮半夏二錢 鹽陳皮一錢 結茯苓三錢
製南星一錢 鹽枳實一錢 炙甘草五分
飲食少進可再加南查肉錢半 六神麯錢半 宣木

中內科

瓜錢半 漢防已錢半

還少丹 治脾腎虛弱脚痿無力

方見中風章、

二术二陳湯加竹瀝姜汁方 治痰濕流注筋絡而

為脚痿

正茅术錢半泔泡漂 白术錢半 結茯苓三錢

鹽陳皮一錢 煮半夏二錢 竹瀝汁一湯瓢

生姜汁一茶匙 炙草五分

痰火者去二术加黄芩梔子各錢半忍冬籐五錢

或黄柏竹瀝均宜加之

癲狂癲原因

風癲者，由血氣虛，風邪入於陰經故也。人有血氣少則心虛而精神離散，魂魄妄作，因為風邪所傷，故邪入於陰則為癲疾。又人在胎時，其母卒大驚，精氣并居，令子發癲。其發則仆地吐痰沫，無所覺是也。有因思慮妄想不遂，致神不守舍，而妄言妄見。若神營所遷，有因心虛神散，元氣羸弱者。有痰火俱盛者。有婦人血分不調而患癲疾，或心風血迷之故。絡氏內經拾遺云：癲狂之由，皆是膽涎沃心，故神不守舍。

沈氏尊生云。癲狂。心與肝胃病也。而必挾痰挾火。癲由腎氣虛有熱。狂由心家邪熱。

王叔和云。陰附陽則狂。腰以上至頭熱。腰以下寒也。蓋陰氣不能治於內。則附陽而上升。陽無承而不下降。故上熱而下寒。陽附陰則癲。腰以下至足熱。腰以上寒也。蓋陽氣虛不能衛於外。則附陰而下陷。故下熱而上寒。此癲狂陰陽相附之異。癲因謀望失志。抑鬱無聊而成。狂因陽氣過抑。不能疏越而得。要必心神耗散。氣虛不能勝敵。故痰與火得猖狂犯上而爲是二疾。此癲狂之原本相同也。

張氏醫通曰。癲癇之作。皆由肝腎龍雷上衝所致也。丹溪主痰與熱。石頑曰癇症往往生於鬱悶之人。有緣病後水虛。或復感六淫。氣虛痰積之故。蓋以腎水本虛。不能制火。火氣上乘痰壅臟腑經脈閉遏。故卒然倒仆手足搐搦。口目牽掣。乃是熱盛生風之候。斯時陰陽相薄。氣不得越。故作諸聲。

證狀

癲者異常也。若平日能言。癲則沉默。平日不言。癲則呻吟。甚而僵仆直視。心常不樂。言語無倫。如痴如醉。經曰。癲疾始生。先不樂。頭重痛。視舉目赤。啼呼喘悸。

反僵而及骨，與筋脈皆滿。

狂之為病，先自悲也，喜忘、喜怒、少臥不饑，已而自高賢也，自辯智也，自尊貴也，善罵詈，日夜不休，好歌樂，妄行不休，甚則棄衣而走，踰垣上屋，殺人不畏求火，不避親疏，多食，善見鬼神，或由有所大恐、大喜、大憂、大驚，以至失神之為患也。

癇病卒然暈倒，咬牙作聲，口吐涎沫，不省人事，隨後醒，特作時止，與中風、中寒、中暑之仆時無聲者，時口不出沫，後無再發之不同。

醫鑑曰：癲者顛倒錯亂，於癇於狂皆兼病也，故有癲癇癲狂之名。

診斷

經云。脈搏大滑久自已。脈小緊急。死不治。又曰。虛則可治。實則死。

靈樞曰。凡脈急甚。皆屬癲狂厥疾。

脈訣曰。癲癇之脈。浮大洪長。滑大堅實。痰蓄心狂。又曰。大堅疾為癲狂。

得效曰。恍惚癲狂。實大為順。沉細為逆。

癲發如狂者。不治。氣下泄者。不治神脫目瞪如愚者。不治。

病後發癇者不治。發時遺尿者。不治。脉虛弦為風。又為風癇。癇疾有陰有陽。大率屬痰與熱驚二者而已。

療法

癲狂之因。或大怒而動肝火。或大驚而動心火。或痰為火升。升而不降。壅塞心竅。神明不得出入。主宰失其號令。心反為痰火所役。一時發越。踰垣上屋。持刀殺人。裸體罵詈。不避親踈。飛奔疾走。涉水如陸。此肝氣太旺。木來乘心。名之曰狂。又謂之大癲。法當抑肝鎮心。若撫掌大笑。言出不論。左顧右盼。如見鬼神。片時正時復明。謂為赧悔。少頃態狀如故者。此膈上頑痰。汎濫洋溢。塞其道路。心為之碍。痰少降。則正性復明。痰復升。則又舉發。名之曰癲。法當利肺安心。五志之火。鬱而成痰。為癲為狂。宜以人事制之。如喜傷心者。以怒解之。憂傷肺者。以喜勝之。以怒解之。癇病先身熱。掣瘲驚啼。而後發。脉浮洪。為陽。病屬六府。易治。也先身冷。無驚掣啼呼。而病發。脉沉者為陰。病在五藏。難治。陽癇痰熱客於心胃。宜用寒涼。陰癇。亦本痰熱。因寒涼太過損傷脾胃。當燥濕溫補祛痰。

處方

温膽湯　治癲狂癇。如醉如癡。

方見溫疫章。

口渴去陳皮、半夏，加川貝母二錢、天花粉四錢。頭眩，加明天麻二錢。太熾，夜間煩擾不眠，加羚羊角剉末一錢，布包。心悸，加石决明八錢、酸棗仁二錢。便燥或秘或結，加括樓仁四錢、生巵子二錢。

若挾痰，神識不靈，加川石蒲七分、膽星一錢半。即滌痰湯去參，方見中風章，並見傷寒章。

葉天士方　治驚恐所致，陽氣上升，平日宿癎至此遂發，吐痰嘔逆不言，俗名羊眩，脈絡不利。

羚羊角一錢半（剉末）　川石蒲七分（水折）　膽星一錢半

癇癲狂之名。

診斷

經云脉搏大滑、久自已。脉小堅急、死不治。又曰、虛則可治。實則死。

靈樞曰。凡脉急甚、皆為癲狂厥疾。

脉訣曰。癲癇之脉。浮大洪長。滑大堅實。痰蓄心狂。又曰。大堅疾者癲狂。

得效曰。恍惚癲狂。實大為順。沉細為逆。

處方

溫膽湯　治癲狂癇。如醉如癡。

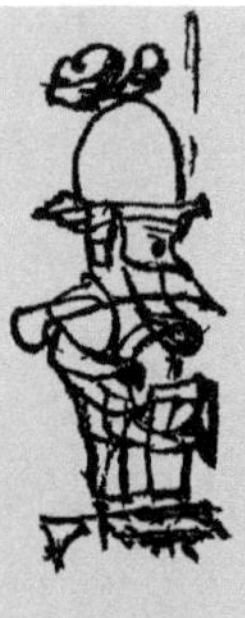

口科

方見瘟瘧章

口渴去陳皮半夏加川貝母二錢天花粉四錢頭眩加明天麻二錢火熾夜間煩擾不眠加羚羊角二錢斷末一錢布包心悸加石決明八錢酸棗仁二錢使燥或秘或結加栝樓仁四錢生厄子二錢若挾痰神識不靈加川石蒲七分舊膽星錢半即滌痰湯去參方見中風章並見傷寒章

葉天士方　治驚恐所致陽氣上犯平日宿癇至此遂發吐痰嘔逆不言俗名羊眩脈絡不利

羚羊角錢半剉末　川石蒲七分九折　舊膽星一錢

製遠志七分　連翹殼二錢　雙鈎藤錢半

明天麻二錢　蚕桔紅一錢

口渴痰粘。加川貝母二錢。肥知母錢半。大便秘結。

加栝樓仁四錢　栀子仁錢半。

加減涼膈散　治癲狂裡熱。妄言亂語。二便少通。

鮮竹葉七十片　連翹殼二錢　生巵子二錢

杭白芍錢半　川貝母二錢　煮半夏錢半

括樓仁四錢　川石蒲七分　粉甘草七分

裡實熱甚便秘則用涼膈原方。見暑痰章。並見傷寒章。

小承氣湯　治癲狂。大便不解。人見煩躁。熱氣鬱在陽明。或內實腹痛。
方見傷寒章。
白虎湯　治癲狂口渴。唇焦舌燥
方見傷寒章。
肝熱狂亂。加羚羊角一錢半剉末。不眠。加酸棗仁二錢。杭
白芍二錢。便秘。加生大黃一錢半。痰多而粘。加川貝
母二錢。括樓仁三錢。筋惕。加忍冬藤五錢
犀角地黃湯　治血熱癲狂。及肝熱發癇。
方見傷寒章
若肝熱甚。面赤唇紅口渴者。去犀角。用羚羊角剉

木錢半。心悸加石決明八錢。食少加鮮竹茹三錢
綠枳殼一錢。
當歸承氣湯　治男婦痰迷心竅，踰墻越壁，胡言亂
語，大便秘結。
當歸尾二錢　酒炒大黃錢半　芒硝石一錢後入
綠枳殼一錢　川厚朴一錢　炙甘草七分
小便少利加連翹心錢半　白茅根三錢。口渴加知
母錢半。痰粘加川貝母二錢　天花粉三錢　新鮮
亦可加之。
磁硃丸作湯合溫膽方。　治癲癇心志不定。並療內

障黑花、目疾。及耳聾等症。

活磁石錢半　六神麯錢半　飛硃砂三分冲

鮮竹茹三錢　綠枳殼一錢　結茯苓三錢

陳桔絡一錢　薑法夏錢半　粉甘草五分

口渴去半夏。加花粉三錢。痰粘、加川貝母二錢。便秘去半夏。加栝樓仁四錢。生苡仁錢半。

定志丸　治言語失倫。常常喜笑發狂。

西洋參錢半　結茯苓三錢　川石蒲七分

製遠志七分

血虛加當歸身錢半。痰多白沫稀涎加陳皮一錢

煮半夏錢半。口渴加鮮竹茹三錢。胸滿加綠枳殼一錢。心悸加石决明八錢。不寐、加酸棗仁二錢

茯神散　治心臟風邪見鬼妄語。如有所聞。心悸精神恍惚。

結茯神四錢去木　製遠志一錢去心　川黄連一錢

北沙參錢半去芦　真人參五分　石菖蒲五分

羚羊角五分　赤小豆二錢　生炙草六分

右藥研爲散。每服五錢水一杯煎七分。去渣服。不拘時候。

生鐵落飲　治癲狂失志。心神恍惚。

中内科

生鐵落三錢（先煎）　生石膏五錢　白龍齒二錢

結茯神三錢　軟防風一錢　大元參三錢

大秦艽一錢　竹瀝汁一湯瓢（冲）

虎睛丸、治癲疾抽搐。精神恍惚。煩亂不寧。口乾喜水。或時譫語。

虎眼睛一對　犀角屑一錢　遠志肉一錢

梔子仁錢半　生大黃錢半

如爲丸、分量用十倍。虎睛只用一對。若作湯、虎睛分爲七服。

琥珀散　治癲癇心虛。精神不定。

真琥珀錢半　西洋參錢半　抱木神三錢
製遠志七分　川石蒲九節七分　明乳香錢半
酸棗仁二錢　飛硃砂三分冲

寧神導痰湯　治因怒痰阻。發為癲狂。
製南星一錢　煮半夏二錢　綠枳實一錢
赤茯苓三錢　蜜桔紅一錢　製遠志七分去心
川石蒲七分　川黃連一錢　枯黃芩錢半
淨硃砂五分勻冲

養血清心湯　治血虛癲癇。
當歸中錢半　生地黃三錢　西洋參錢半

漂白术錢半　製遠志七分　抱木神三錢
酸棗仁錢半　川撫芎一錢姜炒　炙甘草五分
血虧、去洋參加丹參三錢。口渴、用沙參。脾弱、用潞
党參。食少、去地加枳殼一錢。

清神湯、治癲癇心熱。痰迷胞絡。
抱木神三錢　川黃連一錢　酸棗仁炒錢半
川石蒲七分　柏子仁錢半　遠志肉去骨一錢甘草同煮
粉甘草五分
痰壅加南星製一錢。煮半夏錢半。桔紅一錢　瓜蔞仁
三錢。竹瀝汁一湯匙　生姜汁一茶匙

犀角丸　治風癲癇發作有時揚手擲足口吐痰涎
不省人事喑倒屈伸
犀角末五錢　赤石脂三兩　淨朴硝二兩
白僵蚕一兩　薄荷葉一兩
右爲末麪糊丸如桐子大每服二十丸溫水下日
三服不拘時如覺痰多即減數忌油膩炙煿
奪命散　治產後血暈入心經語言顛倒健忘失志
製沒藥一錢　赤血竭一錢
右研細末用童便酒各一盞煎一二沸調下良久
再服其瘀血自下

又方　治產後敗血衝心發熱狂言奔走脈虛大者

乾荷葉二錢　生地黄五錢　牡丹皮錢半

右藥以水三杯濃煎一杯調蒲黄末錢半服

柏子仁散　治產後狂言由內虛敗血挾邪攻心

柏子仁錢半　遠志肉八分　京丹參三錢

桑寄生一錢　軟防風一錢　真琥珀錢半

當歸中錢半　生地黄焙三錢　粉甘草七分

右爲粗末先用白羊心一個切片以水一大杯半

先煮至九分去羊心入藥末五錢煎至六分去滓

不拘時温服

驚氣丸　治驚痙積氣。痙風邪。發則牙關緊急。涎潮昏塞。醒則精神若癡。

淡附子錢半　白木香煨七分　白僵蠶錢半

白花蛇三錢　蠶桔紅一錢　明天麻二錢

麻黃荳一錢　乾葛根一錢　紫蘇葉錢半

製南星一錢薑汁浸一宿　飛硃砂三分

右為末。加腦麝少許。同研極勻。煉蜜為丸。如龍眼大。每服一丸。金銀薄荷湯化下。溫酒亦得。

若多恚怒。肝邪太盛。去附子加鐵粉二錢。有汗去麻黃。心熱痰迷加遠志肉一錢。柏子仁一錢。

控涎丹　治賫痰阻胸，病發癲狂。

煨甘遂三錢，去心　苦大戟三錢，漿水煮　去皮　白芥子五錢

共為末，糊丸如桐子大。每服姜湯下七丸。

苦參丸　治熱狂。

苦參一味，研末去粗滓，煉蜜為丸，如桐子大。每服三十丸，薄荷湯送下。

硃砂安神丸　治心亂煩熱，胸中氣亂，兀兀欲吐，膈上伏熱，並治驚悸怔忡。

川黃連三錢　飛硃砂一錢　大生地五錢

當歸中二錢　炙甘草一錢

共為末。麪糊丸如黍米大。每服十五丸。津嚥下。開水送亦可。作湯煎。分量減半。

眩暈

原因

經云。諸脈皆系于目。臟腑筋骨之精。與脈并為系。上屬于腦。後出于項中。故邪氣中于項。因逢其身之虛。其入深者。隨目系而入於腦。則腦轉。腦轉則引目系而眩矣。又云。諸風棹眩。皆屬肝木。以肝上連目系。而應於風。故眩為肝風。然亦有因火、因痰、因虛、因暑、因濕者。入門云。虛者。內外之邪。乘虛入表而上攻。實者內外之邪鬱。痰上結而下虛。

丹溪云。肥白人濕痰滯於上。陰火起於下。痰挾虛火上衝。頭目邪正相煽。故忽然眼黑生花。所謂無痰不作眩也。黑瘦人腎水虧少。肝枯木動。復挾相火上踞高巔而眩暈。謂風勝則地動。火得風而旋焰也。

直指云。人身陰陽相抱而不離。故陽欲上脫陰下吸之。若淫夢過甚。腎家不能納氣歸原。使諸氣逆奔而上。此眩暈出於腎虛也。又云。血爲氣配。氣之所麗。以血爲榮。凡吐血崩漏產後亡陰。肝家不能收攝榮氣。使諸血失道妄行。此眩暈生於血虛也。

劉純云。脾為中州。升騰心肺之陽。隄防腎肝之陰。若勞役過度。汗多亡陽。元氣下陷。清陽不升者。此眩暈出於中氣不足也。

症狀

眩暈之症。其狀目病耳鳴。如立舟車之上。起則欲倒。不省人事。甚則嘔吐汗出。目不能開。飲食難進。蓋眩者。言視物皆黑。暈者。言視物皆轉。二者兼有。方曰眩暈。若重良久始醒者。又名鬱冒。謂如以物冒其首，不知人事也。

診斷

肝脉、溢大必眩。若風浮、寒緊、濕細、暑虛、痰弦而滑。痰
而澀。數大、火邪。濡大虛極。
彙補云。七情所感、臟氣不平。鬱而生涎、結而為飲、隨
氣上逆、令人眩暈。必寸口脉沉。眉棱骨痛為異、若火
動其痰必兼。眩暈嘈雜、欲作吐狀。又云。中氣不運、水
停心下。心火畏水不敢下行、擾亂于上。頭目眩暈怔
忡心悸、或吐涎沫。必瀉水利便。使心火下交、其眩自
已。
心法云。外邪所感者。風、則項强自汗。寒、則拘攣掣痛。
暑、則煩悶口渴。濕、則重着吐逆。此四氣乘虛而眩暈

也。入門云。凡眩暈言亂。汗多下利。時時自冒。臥亦旋轉者。虛極不治。

療法

厥陰風木內動。熾及少陽膽火。故頭目昏而旋轉不定也。法宜疏肝熄火。經云上虛則眩。謂正氣虛而木邪干之也。補之爲是。又云。腎虛則頭重高搖。髓海不足。則腦轉耳鳴。以腎爲肝之母。腎主藏精。精虛則腦空而頭重。即當固腎。即所以補肝。取乙癸同源也。亦有濕痰上壅。頭眩口苦者。風生必挾木勢而尅土。土病則聚液而成痰。治須健脾運濕化痰。無不收效。挾風挾寒。用踈散。或溫經。挾暑挾熱。用清涼。或和解。觸冒者。由胃氣大虧。無邏風寒即發。脏胃不仁不省。冷汗時流。宜大補氣血。

處方

天麻芍牡蠣溫膽湯。治厥陰風木內動熾及少陽膽火上衝。頭眩耳鳴目瞎。

明天麻 錢半 杭白芍 錢半 左牡蠣 三錢
鮮竹茹 三錢 絲枳殼 一錢 結茯苓 三錢
蜜橘紅 一錢 煮半夏 二錢 粉甘草 七分

眼赤口燥脈弦急者。加羚羊角 錢半 衝氣上逆加李根皮二錢。心悸加酸棗仁二錢。痰白粘。口不渴。脉濡滑。加附子錢半。

半夏天麻白朮湯 東垣治痰濕脏胃。

煮半夏二錢 明天麻二錢 漂白朮錢半 大麥芽錢半 六神曲錢半 結茯苓三錢 鹽陳皮一錢 潞党參三錢 正茅朮錢半 炙有芪三錢 泡澤瀉二錢 川黃柏錢半 北乾姜五分

此方去黃芪神粬、黃柏、治同。有汗仍用黃柏黃芪。

滋潤平肝煎 治肝木火熾。內風煽動。頭目眩暈。

方見痛風章

近效白朮散　治風虛頭重眩苦不知食味。

漂白朮三錢　淡附子二錢　炙甘草一錢

老生薑二片　大紅棗二枚

小便少利。加泡澤瀉三錢　嘔吐加煮半夏二錢

澤瀉湯　治飲邪上壅。頭目作眩

泡澤瀉五錢　漂白朮錢半

痰飲多加薀陳皮一錢　煮半夏二錢　眩而多汗加

左牡蠣四錢　白龍骨二錢

真武湯　治腎氣虛冷。頭暈欲嘔。或吐水飲。

謎

附錄撰歙允推謎學。权輿翰
縣原侯。詞家風趣。此亦方之一阮
傳北海之居。器有韓作之。又見諸燈
通俗。委巷叢談。紀失。載到燈語。唐代
門禁文稿。亦實為好離戲。却有星微同人戲
懸燈競猜。社以聯歡。更收兵眾。令樂而不易。
義脚色手段。度將以說。於是圖於標
八字之切。義不是惜用根諸藍本。以
相之以例。或有補遺原燈。虞之形。有
吳影。口黄勿惱燈用之。致放翁並
冒回層。群字合呈法。祖提有。素慈
以上首。及多之義。心夜想。昔搜四時支
之壽於吳。貴者一作。雖之。盡史
夜勿為聯。而未於。告節　大雅之
用撥小詞以布陳

方見霍亂章。

補血湯　治血虛頭暈。

炙黃芪五錢　當歸中錢半

肝虛加杭白芍二錢。內風動。加明天麻二錢。

嘹左歸飲　治腎虛頭暈，目眩。

大熟地三錢　石棗肉二錢半　正淮山二錢

雲茯苓三錢　甘枸杞二錢　肉蓯蓉錢半

明天麻二錢　川撫芎一錢　炙甘草五分

二、加龍牡湯　治肝腎挾虛，或老年眩暈，目昏不能

熟睡不安寐。

中內科　七百八十

蘇白薇錢半　杭白芍錢半　白龍齒二錢
左牡蠣三錢　西洋參錢半　炮附子錢半
炙甘草五分
嘔吐。加煮半夏二錢。老生姜二片。肝風内動。去附子。加明天麻二錢。腎虛火衰。加鹿茸五分。或加甘枸杞二錢

遠志異功散　治心脾不足。頭暈目眩。
潞黨參三錢　漂白术錢半　結茯苓三錢
鹽陳皮一錢　酸棗仁二錢　製遠志七分
炙甘草五分

洗寃畢 集卷載
大本卷下 上二頁 下二頁
切勿任听忤作喝報解
受傷之後不能復割解
謀故鬭毆解
不可妄意猜疑鐵鍊收獄解

鹿茸腎氣丸 治眩暈屬腎氣衰弱。不能納氣歸源。
及老人臟虛諸不足。
大熟地三錢 石棗肉二錢 正淮山二錢
結茯苓三錢 兔絲子錢半 川石斛一錢
巴戟天錢半 粉丹皮錢半 泡澤瀉錢半
鹿頂茸五分 敗龜板八錢
陽氣不足。去龜板、石斛。加淡附子錢半。有汗加大
有芪炙三錢 左牡蠣三錢
逍遙散去柴胡加天麻芍 治肝鬱血絡不舒。頭暈
目眩心悸
中内科

當歸中錢半　杭白芍錢半　潔白朮錢半
結茯苓三錢　明天麻錢半　薄荷五分
石決明八錢　粉甘草七分
胸次覺有衝氣上逆者，加李根皮錢半，蚕砂二枚。
耳鳴口苦，去天麻，仍用柴胡一錢。

頭痛

原因

經云：風氣循風府而上，則為腦風；新沐中風，則為首風。頭為天象，六腑清陽之氣，五臟精華之血，皆會於此。惟經氣上逆，干犯清道，不得運行，則壅遏為痛頭痛數歲不已。當有所犯大寒。內至骨髓。髓者以腦為主。腦逆故令頭痛齒亦痛。名曰厥逆頭痛巔疾。下虛上實。過在足少陰巨陽。甚則入腎。心煩頭痛。病在膈中。過在手少陰巨陽。頭痛耳鳴。九竅不利。腸胃之所生也。

難經曰。手三陽之脈受風寒伏留而不去。則名厥頭痛。入連在腦者。名真頭痛。

玉機云。自外入者。風、寒、暑、濕之邪。自內發者。氣、血、痰、鬱之異。

彙補云。或蔽覆其清明。或瘀塞其經絡。與氣相搏。脈

中內科

滿而痛。

症狀

頭漢痛連兩額。屬太陽。頭額痛連目齒。屬陽明。頭角痛連耳根。屬少陽。太陽穴痛屬脾虛。巔頂痛屬腎。目系痛屬肝。因風痛者。搐掣惡風。因熱痛者。煩心惡熱。因濕痛者。頭重而天陰轉甚。因寒痛者。絀急而惡寒戰慄。因痰痛者。昏重而眩暈欲吐。因食痛者。噫酸發熱而惡食。氣虛痛者九竅不利。惡勞動其脈大。血虛痛者。魚尾上攻。惡驚惕其脈芤。腎厥痛者。下虛上實。其脈舉之則弦。按之則堅。氣逆痛者。心頭換痛。其症

手足冷至節

胃腹脹滿嘔吐酸水。

入門云。外感頭痛。如破如裂。無有休歇。內傷頭痛。其勢稍緩。時作時止。

診斷

寸口脈緊甚。或短或弦或浮。皆主頭痛。浮弦為風。浮洪為火。沉細濡緩為濕。滑大為痰。浮滑易治。短濇難治。真頭痛（腦出血）。甚則腦盡痛。手足寒至節。死不治。

凡頭痛必吐清水。不拘冬夏。食姜即止者。此中氣涼寒也。煩勞則頭痛。此陽虛不能上升也。濕熱頭痛。濕上風即發也。偏正頭風痛。連魚尾。常如牽引之狀。發則

中內科

吉人背書

目不可開。眩暈不能擡舉。有痰濕頭痛。其嘔吐痰多。發作無時。停痰上攻所致也。腎氣厥逆。頭痛四肢逆冷。胸膈痞悶多痰是也。有腎臟陽虛之人。素有頭風發動。則挾濕熱上攻。頭面腫脹。項後兩筋緊痛。甚則牽引腰脊。其脉虛細而數。有風痰頭痛。發時面頰青黃。暈眩目不欲開。懶言。身體重。兀兀欲吐。此欲成頭風也。痰厥頭痛。兩寸脉滑而弦。眼重頭旋。惡心煩亂。吐清水。氣短促。心神不安。語言顛倒。目不敢開。如在風霧中。頭疼如裂。身重如山。胸滿嘔逆。四肢厥冷。熱厥頭痛。數年不愈。雖當嚴冬。猶喜風寒。其痛便止。略近溫煖稍見烟火其痛便甚或為炎火或為熱藥所致。濕熱頭痛脈數而濡或兩寸脈沈伏重按見數身重肢節痛或四肢面目浮腫此證多見於酒客。雷頭風頭痛而起核塊或頭風如雷之鳴為風客所致。亦有因痰熱生風者。眉稜骨痛此證多屬陽明風熱有虛實二途虛而痛者見光明即發實則眼不可開晝靜夜劇。

療法

薛立齋云頭痛除風寒外多主於痰痛甚者乃風毒上攻有血虛者有氣虛者有諸經氣滯者有六氣

外傷有勞役內傷有可吐者有可下者當分虛實寒熱兼變而治之。又云偏正頭風久而不愈乃挾痰涎風火鬱遏經絡，氣血壅滯甚則目昏緊小二便秘濇宜泛其血以開鬱痰表為要。

東垣云高巔之上惟風可到。必讀云古方治頭痛每用風藥者取其味輕陰中之陽自地升天者也在風寒濕者固為正用即虛與熱者亦可假此引經。

丹溪云頭痛多主於痰甚必兼火。王綸云有久痛而成寒便發外用重綿包裹者此屬鬱熱蓋本熱而標寒也。因其本有鬱熱。毛竅常闓。風寒易入。束其內火閉逆為痛。惟瀉火涼血。佐以辛涼散表。

真頭痛者。引腦及巔。陷入泥丸。大痛。手足青冷至節者。但發夕死。灸百會穴。內進參附湯。亦有生者。戴閣黑錫丹。

頭腦作痛。猶如力劈。動輒眩暈。腦後抽掣跳動。舉發無時。此肝經痰火。名曰厥痰。厥者。逆也。恚怒太過。氣與血俱逆於高巔。而膽穴又絡於腦。宜清痰降火。若虛人患此。宜和血。

眉稜骨者。目系之所過。上屬於腦。外挾風寒。內成鬱熱上攻頭腦，下注目睛，則眉骨作痛；又有肝火鬱熱者；有風痰上攻者；有濕熱內蘊者。當察表裏虛實而施療法。若婦人經行將盡，不能安養，或以針指勞神，致令眉骨酸痛者，專以益陰養血。

處方

荊芎二陳加桔梗薄荷湯　治初感風寒，或有惡寒發熱、鼻塞頭痛

另見感冒章

小柴胡湯　治感冒風邪，肝膽有熱，寒熱往來，頭痛脇疼，心煩善嘔，或腹中痛

方見傷寒章。

芎蘇散　治非時感冒。寒熱脹滿。頭痛欬逆。

方見感冒章。

逍遙散　治厥陰傷風。寒熱頭痛。婦人尤宜。

方見感冒章。

大無神朮散　治感冒障氣。寒熱頭痛。或頭面腫大。身重綑痛。

方見感冒章。

桂枝去桂加羌活湯　治太陽傷風。寒多熱少。頭痛初起一二日者。

方見傷寒章。

菊花散　治厥陰傷風。陽明鬱熱。頭痛不休。且喜重壓高巔。無暫安時者。

甘菊花 錢半　旋覆花 錢半　軟防風 一錢

川羌活 錢半　蔓荊子 錢半　生石羔 五錢

生炙草 一錢

體不甚壯者。去覆花。石羔。加桔梗 錢半　滑石 三錢。口乾者。加川貝母 二錢。天花粉 三錢。胸次不開。加枳殼 一錢。有汗之人。復花亦當去之。或加生杭白芍 錢半。

内科学

癫狂病

東垣清空膏　治偏頭痛不論遠久及風濕熱合感

頭目與腦苦痛不休。

酒黃芩錢半　酒黃連八分　川羌活錢半

軟防風八分　北毛柴八分　川撫芎錢半

炙甘草五分

發熱有汗者。加杭白芍錢半。小便不利。加茯苓錢三

泡澤瀉二錢

茶調散　治風寒濕上攻。頭目昏痛。或流鼻涕黃粘

而臭者。

酒黃芩錢半　香白芷錢半　薄荷葉五分

荆芥穗一錢炒黑。

右藥共為末，飯後茶調服。一劑分三次，兩時一服。

頭痛及眼[illegible]北細辛三分，蔓荊子一錢，藁本一錢。

柴芍溫膽湯，治少陽膽火頭痛，或發耳疼。

北毛柴一錢半，祁白芍一錢半，鮮竹茹三錢，

綠枳殼一錢，結茯苓三錢，陳桔絡八分，

煮半夏一錢半，粉甘草五分。

無熱去柴芍，惡寒加蔓荊子一錢半。

厥陰傷風去柴胡，加桂枝、甘菊各錢半。陽明加葛根。

升麻葛根湯　治陽明傷風，頭痛身疼，發熱惡寒，無

汗口渴者

方見傷寒章。

枳术二陳加桔梗甘菊湯　治痰濕上攻頭痛而眩。

正茅术錢半　綠枳殼一錢　結茯苓三錢

鹽陳皮一錢　煮半夏二錢　苦桔梗錢半

甘菊花一錢　粉甘草五分

清震湯　治雷頭風。面生疙瘩增寒拘急發熱。狀

傷寒疙瘩宜刺出血。

川升麻八分　正蒼术二錢　泡鮮荷葉蓋大一個

白术附子湯　治脾腎兩虛。風傷入腦。頭重苦極。

濕白朮二錢 淡附子錢半 不燥 至炙甘草八分

本方加肉桂、川芎、蒼朮除濕湯，治寒濕頭痛眩暈者。此方主之。

人參吳萸湯 治厥邪上逆嘔吐涎沫頭痛如裂或食入即吐。厥陰逆氣與胃不和。

潞党參三錢 淡吳萸一錢 老生姜二片 大紅棗二枚

吐甚加煮半夏二錢。脹滿加鹽陳皮一錢。小便不利加結茯苓三錢

三五七散 治真頭痛。及腦盡痛。手足冷至節者。

熟附子三錢　石棗肉五錢　正淮山七錢
右藥共研末，飯後姜棗湯調下五錢，日三服。

選奇方　治風火相煽，眉稜痛。
川羌活　錢半　軟防風一錢　酒黄芩錢半
生甘草七分　老生姜二片
水煎去滓，食後稍熱緩服之。冬月去黄芩，加香豉三錢，葱白二莖。
如痛連魚尾爲血虚，加黄芪三錢，當歸一錢。日晡發熱爲血熱，加杭白芍錢半。目赤加菊花一錢。寒加細辛七分。夏月近火痛劇爲伏火，加生石膏

三錢。頭風疼熱不止。加生石膏四錢。麻黄八分
腫屬血病也。加川芎半錢。芽茶一小撮。
涼膈散　治陽明鬱熱。頭痛發熱。大便秘塞。
方見傷寒章。
若大便如試。去硝黄。挾厥陰風木。加甘菊花一
口渴加川貝母二錢　天花粉三錢。胸次不開。加蒌
桔梗錢半。係枳殼一錢。濕熱內蘊。加葛根錢半。隔
逆不可加葛根。
葛根白虎湯　治陽明熱熾。頭痛及巔口渴者。
方見風痰補遺。

半夏白术天麻湯 治脾胃虛弱。痰厥頭痛。其證頭苦痛如裂。身重如山。四肢厥冷。嘔吐眩暈。目不敢開。如在風雲中。

煮半夏二錢 薑陳皮一錢 炒麥芽錢半

蒼白术各三錢半 六神曲一錢 蘿党參三錢

生炙芪各三錢半 明天麻錢半 白茯苓三錢

泡澤瀉三錢 北乾姜七分 川黃柏酒洗一錢

羌活附子湯 治大寒犯腦。令人腦痛。齒亦痛。名曰腦風。

麻黃莖八分 淡附子錢半 軟防風八分

中內科

香白芷一錢　直殭蚕炒錢半　川黄栢一錢
川羌活一錢　正蒼朮錢半　炙黄芪二錢
川升麻五分　炙甘草五分
水三杯煎八分杯飯後服。

黄疸原因

經云。中央黄色。入通于脾。故黄疸多属太陰濕土。脾不能勝濕。複挾火熱則鬱而生黄。

指掌云。發黄譬如盦麯相似。多因飲食勞倦。致傷脾土。不能運化。濕熱内蓄。無由發洩。流于肌肉。遍于四肢。凡鬱不得志之人。多生此病。三錫云是脾虚為本。

歲

法医科

[illegible]

日本拾弐巻以上

伝染拾捌巻以上

西和黄疸亦以強黄論

Hysterine 又

臟燥病

濕熱為病本緩急審之。

外台秘要云：黄疸者，疸之病，此由酒食過度，臟府不和，水穀相并，積於脾胃，復為風濕所搏，瘀結不散，熱氣鬱蒸，故食已知饑，令身體面目爪甲及小便盡黄，而欲安卧，若身脈多赤多黑多青，皆見者，必寒熱身痛，面色微黄，齒垢黄，爪甲上黄，此黄疸也。

又云：急黄，乃脾胃有熱，穀氣鬱蒸，因為熱毒所加，故卒然發黄，心滿氣喘，命在頃刻，故云急黄也。有得病即身體面目發黄者；有初不知是黄，死後乃身面黄者；其候得病但發熱心戰者，是急黄也。

入門云黃疸初起多兼雜症如風症色黃帶青寒症色黃帶黯暑症色黃帶赤瘀血發黃喜忘如狂溺清便黑食積發黃惡食噯氣胸滿腹脹又有瘀熱入心發黃者有痰火入肺發黃者不拘外感內傷拂鬱不舒皆能成疸

道救云女勞疸黃家日晡發熱而反惡寒此為女勞得之秘要云因大勞大熱而房室房室畢入水所致

症狀

彙補云濕熱薰蒸土氣洋溢面目爪甲身體俱黃外則肌肉微腫一身盡黃內則胸腹滿悶噯氣不舒日

晡潮熱。四肢倦怠。大便去而不快。小便赤而少。溺出沾衣如柏汁。

黃疸發于陰經，必嘔惡。發于陽經，必寒熱。或[illegible]寒。

穀疸者，發寒熱，不能食。食已頭眩。腹脹不安。[illegible]外台秘要云，由失饑大食。胃氣衝熏所致。陽明病，脈遲，食難用飽。飽則發煩頭眩者，必小便難，此欲為穀疸，雖下之，其腹必滿，以其脈遲故也。

酒疸者，心胸懊憹，欲吐不食，腹如水狀，足心熱，足脛滿，小便黃，眼黃鼻燥，面發赤斑，因醉當風，毒留清道，痛屬上焦。

Zeügüngsünpselngkeit

女勞疸者。膀胱小腹滿。身體盡黃。額上反黑。足下熱。因作黑疸。其大便必黑。腹脹如水狀。大便黑溏。此女勞之病。非水也。夫黃疸、酒疸、女勞疸。久久變成黑疸。

虛黃者。口淡怔忡。耳鳴。脚軟怠惰無力。寒熱微作。小便澀滿。皮膚雖黃。而爪甲如常。此勞倦太過。氣血俱虛也。

陰黃者。四肢清冷。自汗泄利。小便清白。身不發熱也。

黃汗者。身體洪腫。發熱汗出而渴。狀如風水。汗染衣正黃如柏汁色。其脈自沉。此由脾胃有熱。汗出而入水中若浴。水入汗孔得之。

診斷

○五疸實熱脈必洪數虛小微濇症屬虛弱脈洪泄利而渴者死脈小泄利不渴者生入腹脹滿脈弦硬者亡

○凡疸病以十八日爲期治之十日已上爲瘥如寸口進掌處無脈口鼻皆冷泄利嘔噦胃氣已脫者死環口黧黑汗出如油脾氣已絕者死面見顏色搖頭直視者死疸毒衝心如狂喘滿腹脹氣短者死脈微小有神小便利而不渴者生口渴者死其云十八日爲期者此指眞黃而言若脾虛面黃不在此例

○外台秘要云夫虛勞之人若飲酒多進穀少者則胃

中南補

內生熱，因醉當風，入水，如身目發黃，心中懊憹，足脛滿，小便黃而發赤斑，若下之，久久變為黑疸，目青面黑，心中如噉蒜虀狀，大便正黑，皮膚抓之不仁，其脈浮弱，故知之。

療法

疸病總清熱導濕為主，若病久脾胃衰薄者，當補中，為虛損者，宜溫補肝腎真陽之氣一升，而邪大自散。濕痰心下熱欲嘔者，當吐之即愈，小便不利，其候當心中熱，足下熱，是證明也，若腹滿欲吐，鼻燥，其脈浮者，先吐之，沉弦者，先下之，黃疸小便色不變，能自利腹滿而喘者。不可除其熱。熱除必噦。當和胃氣。

仲景傷寒論。黃家腹滿。小便不利而赤。自汗出者。表和裏實也。宜下之。

千金翼。癉黃疸之為病。日晡所發熱。惡寒。小腹急。體黃額黑。大便黑溏泄。足下熱。此為女勞也。腹滿者難治。以石類清熱。利其小便。

黃汗病。從腰以上必汗出。下無汗。腰髖弛痛。如蟲在皮中狀。劇者不能食。身疼重。煩躁。小便不利者。然而微汗解。

處方

中內科

○平胃散　治太陰傷食。濕積發黃。大便不暢。
方見感冒章。
濕勝加藿茵陳三錢。熱勝加黃柏錢半。巵子錢半。
便濇加括樓仁三錢。口渴加天花粉三錢。咳嗽加
苦杏仁錢半。嘔逆加煮夏二錢。生姜二片。小便不
利加茯苓三錢。豬苓二錢。澤瀉二錢。

○茵陳連翹赤豆湯　治濕熱鬱於陽明。遍身發黃。小
便如柏汁。並治溺短。
方見傷寒章。
小便不利。加茯苓三錢。澤瀉三錢。身痛加忍冬

蘇五錢　不能食加南查肉錢半　便秘加鬱金一錢
括樓仁四錢　嘔逆加煮夏二錢　股瘦加木瓜錢半
牛膝錢半

○茵陳五苓散　治濕熱發黃○小便短赤○及陰黃諸症○
綿茵陳三錢　建澤瀉三錢　肥豬苓二錢
結茯苓三錢　漂白朮錢半　小桂枝一錢
熱甚加黃柏錢半　生梔子錢半

○梔子大黃湯　治酒癉○心中懊憹○便塞溺赤○
生梔子三錢　酒大黃二錢　綠枳殼一錢
淡豆豉錢半

小柴胡

○茵蔯蒿湯　治傷寒陽明病，但頭汗，腹滿，口渴，二便不利，濕熱發黃，脈沉實者，並治穀疸，寒熱不食，食即頭眩，心胸不安，久久發黃。

方見傷寒章

大便滑泄去大黃，加苡米、杏仁、赤小豆各四錢。

○麻黃連翹赤小豆湯　治傷寒瘀熱在裡，身必發黃。

方見傷寒章

有汗去麻黃，口渴用葛根，酒疸亦用葛根，去薑棗。

梔子柏皮湯　治傷寒瘀身發黃，發熱，小便不利。

中興堂

旋覆代赭湯　治陽明濕鬱化熱發黃嘔逆

方見霍亂章

濕重者加茵陳　熱甚者加黃柏錢半

茵陳瀉膽湯　治濕熱陽黃　睡不安寢

綿茵陳三錢　鮮竹茹三錢　綠枳殼一錢

結茯苓三錢　薑半夏錢半　鹽陳皮一錢

粉甘草八分　加川黃柏錢半　忍冬藤五錢

胸膈不開加桔梗錢半

四六湯　治濕傷元氣發黃等症

大元參四錢　大熟地四錢　炒於朮六錢

結茯苓四錢　蒼耳子四錢　正茅朮四錢
血熱去熟地用生地

茵陳散　治濕熱黃疸　導濕清熱
綿茵陳三錢　生梔子二錢　赤茯苓三錢
建澤瀉三錢　肥猪苓一錢　漂蒼朮錢半
炒枳殼一錢　川黃連八分　川厚朴一錢
飛滑石三錢　白灯草一只

葛朮湯　治酒疸發黃
粉葛根二錢　漂蒼朮錢半　炒枳實一錢
生梔子二錢　粉甘草八分　淡豆豉半錢

○茵陳梔子湯　治穀疸發黃。
綿茵陳三錢　酒大黃錢半　生梔子二錢
綠枳實一錢
本方去枳實。名茵陳湯，亦治穀疸。

○穀疸丸　治胃暑癖熱。食鬱不消。熱鬱發黃。
泡苦參三兩　龍膽草一兩　西洋參兩半
生梔子五錢去殼　作湯煎分量用十分之一。
右藥為末。豬胆汁和丸。梧子大。以大麥粥飲送下
三十丸。日兩次。得效。名苦參丸。或用牛胆和丸。

○小溫中丸　治食積疸黃。

中函辨　大七七

漂白术二两　山楂肉两半　醋青皮一两

製香附两半　漂蒼术两半　六神曲两半

淨針砂一两　另研細末　作湯分量用十分之一

右藥共為末，醋糊丸，梧子大，空心盐湯下五十丸。

脾虛者以参术陳皮甘草湯送下。

陳皮緩而調，青皮急而散。

○小柴胡湯　治諸黄腹痛而嘔者主之。

方見傷寒

○小建中湯　治男子發黄，小便自利。

杭白芍二錢　小桂枝一錢　炙甘草七分

老生姜一錢　大紅棗四枚　淨飴糖五錢

○小半夏湯　治黃癉病。小便色不變。欲自利。腹滿而喘。不可除熱。熱除必噦。噦者此湯主之。

煮半夏二錢　老生姜一錢

噦而小便不利者。加茯苓三錢。脹滿。加蜜砂三枚

○桂枝加黃芪湯　治黃癉病。脉浮者。當以汗解。此湯主之。並治黃汗身疼重。小便不利。

小桂枝一錢　杭白芍一錢　生姜一錢

粉甘草二錢　生有芪二錢　紅棗四枚

右藥水三杯　黃一杯。服後須臾啜熱粥以助藥力

溫覆取汗。不汗更服。

○茵陳姜附湯　治陰黃脉沈微。小便自利。大便滑泄。色帶黑

熟附子錢半　炒乾姜一錢　蘸茵陳三錢

草荳蔻一錢　漂白朮錢半　炒枳實一錢

煮半夏錢半　泡澤瀉錢半　結茯苓三錢

蜜桔紅一錢

○理中湯　治脾陰虛寒。發黃色淡。

方見霍亂章

胸滿加鹽砂仁七分。嘔逆加煮半夏二錢。吐出酸

水加泡吴萸八分。或送下左金丸錢半。小便不利

加結茯苓三錢。腹脹加大腹皮二錢。脚硬無力加

木瓜二錢（酒炒）炒牛膝錢半。五加皮二錢。酒洗。

○真武湯　治寒濕久注脾腎虚發為陰黃。

方見霍亂章

此方加綿茵陳三錢。甚效。便滑加炒苡米四錢。腰痠加續斷二錢（酒炒）黑杜仲二錢。脚痠加木瓜二錢。酒炒。

○六君子湯　治脾虚發黃。四肢倦怠。

潞黨參三錢。漂白朮錢半。結茯苓三錢。

鹽陳皮一錢。煮半夏二錢。炙甘草五分。

脾腹脹痛加煨木香五分。鹽砂仁七分。身疼加當歸中錢半。杭白芍錢半。名歸芍六君子湯。

女勞疸有寄熱
蓄而成毒

○石膏散　治女勞疸，身黃額黑，日晡發熱，小腹急，足下熱。

煅石膏五錢　原滑石五錢

右二味，共爲末，每二錢，大麥粥調下，日三服。

○七味湯　治初得黃疸，稍覺心中煩熱，滿身黃色，眼白睛黃。

白鮮皮錢半　乾葛根二錢半　枯黃芩錢半

乾地黃三錢　北沙參二錢半　川鬱金一錢

生梔子二錢　淡豆豉二錢半　淨芒硝二錢

○豬膏煎　治女勞疸及陰吹。

豬膏三兩　亂髮如雞子大一枚

右二味合煎。髮消成。分三服。病從小便出。

浮腫附脹滿

原因

內經云。諸濕腫滿。皆屬于脾。彙補云。脾主鼓。虛而失運。水濕停留。大經小絡。盡皆濁腐。津液與血。悉化為水。故面目四肢為腫。

又經云。三陰結謂之水。註曰。下焦為分注之所。氣窒不瀉。則為溢水。又問曰。少陰何主腎。腎何以生水。對以腎者至陰也。至陰者盛水也。肺者太陰也。少陰者

內科

冬脉也。故其本在腎。其末在肺。皆積水也。問曰。腎何以能聚水而生病。對曰。腎者胃之關也。關閉不利。故聚水而從其類也。上下溢於皮膚。故為胕腫。胕腫者。聚水而生病也。

靈樞云。陰陽氣道不通。四海閉塞。三焦不瀉。津液不化。水穀並行腸胃之中。别于迴腸。留于下焦。不得滲膀胱。則下焦脹。水溢則為水脹。

平心云。水腫由脾虛濕勝。凝閉滲道。水漬妄行。故通身面目手足皆浮而腫。皮薄而光。手按成窟。舉手即滿是也。或腹大如鼓。而面目四肢不腫者。名曰脹滿。

又名鼓脹，皆脾土濕熱爲病。腫輕而脹重也。錢乙云：腎熱傳於膀胱，熱盛逆於脾胃，脾虛而不制腎水。脾主四肢，故流走而身面皆腫也。若加喘重也，何以然？腎水勝而克退脾土，反勝心火，心又勝肺，肺爲心剋，故喘也。

入門云：脾病則肺金失養，不但肺氣孤危，且濁氣升。喘急咳嗽者有之，必土實而後肺金清肅下流。又脾病則津液不化，不特腎精損削，且濕熱下注足。跗浮腫者有之，必土燥而後腎水收攝以歸源外。台秘要曰：夫水病皆由營衛痞澀，腎脾虛弱所而大腹水腫者，或因大病之後，或積虛勞損，或新熱食竟，入水自漬及浴，令水氣不散，流溢腸外，三焦塞不通，水氣結聚於內，乃腹大而腫，故四肢小，陰下濕，手足逆冷，腰痛，上氣，欬嗽煩疼，故因云大腹水腫。

症狀

内經云，諸有水氣者，微腫先見於目下也。帝曰，何以言之。岐伯曰，水者陰也，目下亦陰也，腹者至陰之所居，故水在腹者，必使目下腫也。目裏微腫如臥蠶之狀，曰水。頸脉喘疾咳，曰水。足脛腫大，曰水。

靈樞云，視人之目窠上微癰，如新臥起之狀，其頸脈動時欬。按其手足上窅而不起者，風水膚脹也。鼻頭色微黑者，有水氣。又云：腰脊者，身之大關節也。股脛者，人之所以趨翔也。莖垂者，身中之機，陰精之候，津液之道也。故飲食不節，喜怒不時，津液內溢，乃下流於睾，血道不通，日大不休，俯仰不便，趨翔不能，此病滎然有水也。

內經曰：水病下為胕腫，大腹，上為喘呼，不得臥者，標本俱病。故肺為喘呼，腎為水腫，肺為逆不得臥。又云：濕勝則濡泄，甚則水閉胕腫。

仲景曰：水病有五種：一曰風水，其脈自浮，外證骨節

卜　五百廿二

疼痛惡風。二曰皮水。脉亦浮。外證胕腫。按之沒指。不惡風。其腹如鼓。不渴。當發其汗。三曰正水。其脉沉遲。外證自喘。四曰石水。其脉自沉。外證腹滿不喘。五曰黃汗。其脉沉遲。身發熱。胸滿。四肢頭面腫。久不愈。必致癰膿。又曰久則肌肉潰爛。陰囊足脛水出。又有五臟水。心水者。其身重而少氣。不得臥。煩而躁。其陰大腫。肝水者。其腹大。不能自轉側。脇下腹中痛。時時津液微生。小便續通。肺水者。身腫。小便難。時時鴨溏。脾水者。其腹大。四肢苦重。津液不生。但苦少氣。小便難。腎水者。其腹大。臍腫腰痛。不得溺。陰下濕如牛鼻上汗。其足逆冷而黄疸。

入門云。有陽水陰水。陽水多外因。涉水冒雨。或感風

寒暑瘴。其證先腫上體。肩背手臂。熱渴而二便閉澀

陰水多內因。飲水及茶酒飢飽勞役房室。其證先腫下

體。腰腹脛跗。身涼大便利。

類聚云。水蠱者。水毒之氣結聚於內。令腹漸大。動於

有聲。常欲飲水。皮膚粗惡。

黃帝問曰。水與膚脹鼓脹腸覃石瘕。何以別之。岐伯

對曰。水始起也。目裏上微腫。如新臥起之狀。頸脈動

時欬。陰股間寒。足脛腫。腹乃大。其水已成也。以手按

其腹。隨手而起。如裹水之狀。此其候也。膚脹者。寒氣客於皮膚之間。殼殼然不堅。腹大身盡腫。皮厚。按其腹陷而不起。腹色不變。此其候也。鼓脹者。腹脹身皆大與膚脹等。色蒼黃。腹筋起。此其候也。腸覃者。寒氣客於腸外。與衛氣相薄。正氣不得營。因有所繫。癖而內著。惡氣乃起。瘜肉乃生。其始生大如雞卵。稍以益大。至其成也。若懷子之狀。久者離歲月。按之則堅。推之則移。月事不以時下。此其候也。石瘕者。生於胞中。寒氣客于子門。子門閉塞。氣不得通。惡血當瀉不瀉。衃以留止。日以益大。狀如懷子。月事不以時下。皆生於女下。可導而下。曰膚脹鼓脹可刺耶。對曰先瀉其腹之血絡後調其經。亦刺去其血脉。

診斷

仲景云。脉得諸沉。當責有水。身體腫重。

脉經曰。水病脉洪大者可治。微細者不可治。

東垣云。水病腹大如鼓。脉實者生。虛者死。

得效云。水氣浮大則宜。沉細則愈而復作。

正傳云。水腫脉多沉伏。病陽水兼陽證脉必沉數。病陰水兼陰症。脉必沉遲。

三因云。沉伏相搏。名曰水。陽虛陰實。為水必矣。

外台秘要云水病有五不可療第一唇黑傷肝第二缺盆平傷心第三臍出傷脾第四足下平滿傷腎第五背平傷肺凡此五傷必不可療

金匱四風水其脉自浮皮水其脉亦浮正水其脉沈遲石水其脉自沈黃汗其脉沈遲

醫通云向上陰囊無縫及莖腫腐者死大便滑泄水腫不消者死加以喘滿雖暴病亦必不治泄後腹脹而有青筋者死鼻扇目青耳焦而黑破䐃脱肉者死期迫矣先起於腹後散於四肢者可治先起於四肢後歸於腹者死如肺氣不能下行而足腫潰而小水

全無。腹中之痛不可名狀。以手揉左則痛攻於右。揉右則痛攻于左。當臍揉壓。則滿腹俱痛。叫喊不絕。利水敷臍之藥俱不效。無可治矣。

療法

丹心云。治腫脹大法。宜補中行濕利小便。

東垣云。治浮腫。宜以辛散之。以苦泄之。以淡滲利之。使上下分消其濕。正所謂開鬼門潔淨府。開鬼門謂發汗也。潔淨府謂利小便也。

夫為腫之水。乃腐濁之氣。滲透經絡。流注谿谷。灌入隧道。血亦因之而化水。欲藉脾土以制之。導腎氣以利之。殊不知脾病則金氣衰，木寡於畏，而來侮土。脾欲不病，不可得矣。治法，宜清心經之火，補養脾土，全運化之職。肺氣下降，滲道開通，使敗濁之氣稍清，復回而為氣為血，為津液。甚者，在上為汗，在下為尿，以漸而分消矣。

丹溪云。單腹脹，乃脾虚之甚，必用大劑參术，佐陳皮、茯苓、蒼术、川朴之類。或曰，腹已脹矣，反用參术何耶。曰，乃内經塞因塞用之法。正氣虚而不能運行濁氣，而塞於中，今扶助正氣，使之自然健運，邪無所留而脹消矣。

張介賓曰余於脹滿。察其實者。直清陽明。反掌收功。若涉虛者。溫補脾胃。漸次康復。其有不大實亦不大虛者。先以清利見功。繼以補中調攝。又有標實而本虛。瀉之不可。補之無功。極為危險。在名有鼓脹與蠱脹之殊。鼓脹者。中空無物。腹皮繃急。多屬於氣也。蠱脹者。中實有物。腹形充大。非蟲即血也。在治法。有理脾理肺之殊。先喘而後脹者。治在肺。先脹而後喘者。治在脾。然脹則必喘。喘則必脹。二者相因也。脾不運而濁火上炎。肺不得清則喘。肺氣被鬱。喘而不得下降。治脹當分新久虛實。初起脉實。宜化痰降氣為主。

月廿三日寫。

喻嘉言曰：從來腫脹，遍身頭面俱腫，尚易治；若只單單腹脹，則難治。遍身俱腫脹者，五臟六腑各有見證，故瀉肝、瀉脾、瀉膀胱、大小腸，間有取效之時。單單腹脹，久窒而清者不升，濁者不降，互相結聚，牢不可破，實因脾胃之衰微所致，而瀉脾之藥，安可漫用乎？且腫脹之可瀉者，但可施之於壯盛及田野之流，豈膏粱老弱所能受？設為腫病，為大滿大實，必從乎瀉，則久病後腫，與產後腫，將亦瀉之耶？後人不察，概從攻瀉，其始非不遽消，其後攻之不消矣，其後再攻之，如鐵石矣。不知者見之，方謂何物邪氣，若此之盛，自明者觀之。不過為猛藥所攻。即此身之元氣。轉與身累。有如驅良民為盜賊之比。明乎此。則培養一法。滋元氣是也。則有招納一法。宣布五陽是也。再則有疏散一法。開鬼門潔淨府是也。三法是不言瀉。而瀉在其中矣。

處方

五皮飲　治諸種浮腫。

茯苓皮 四錢　大腹皮 二錢　生姜皮 五分

鹽陳皮 一錢　桑白皮 錢半

若大便溏滑。去桑白皮加五加皮二錢（酒洗）。濕熱加海桐皮錢半。便泄，加炒蔻米四錢。滿悶，加盐砂仁錢。
小便不利。加地膚子錢半。腹脹大便不通。加川厚
朴一錢。或錢半。外感風寒。加紫蘇葉一錢。或錢半。
若痰冷喘促。屬於虛寒者。加炮附子錢半。沉香五分。
腫從脚上。加牛膝錢半。痺者加木瓜錢半。

胃苓湯　治遍身浮腫。胸腹脹滿。大小便不暢。濕積

合劑

正蒼朮錢半，米泔泡　川厚朴一錢　盐陳皮一錢
結茯苓三錢，帶皮切　泡澤瀉三錢　肥猪苓二錢
炙甘草五分

兩脚腫大。加牛膝二錢。五加皮酒洗二錢。氣促不舒。加沈香五分磨兌七分

五苓散　治氣滯濕壅。膀胱氣化不行。小便失利。四肢浮腫。及風濕疥瘡內消作腫者。

方見霍亂章

脾有冷飲。內挾虛寒。去桂枝用肉桂三五分

茵陳連翹豆散　治濕熱浮腫。小便短赤。

方見

此方可加五加皮、海桐皮、木瓜、牛膝、石楠之類。

金匱五淋湯　治肢腫溺少。以及濕滯遍身痠痛。

漢防已二錢鹽水炒 小桂枝一錢 漂白术錢半

結茯苓三錢 姜半夏二錢 宣木瓜二錢

粉甘草五分

腹脹加大腹皮二錢，鹽漂皮一錢，大便少通去白

术用茅术錢半，加川厚朴錢半

沈香琥珀丸 治水腫大小便閉澀，上氣不歸作渴

藏眼亦宜

真琥珀二錢 苦杏仁錢半 紫蘇梗一錢

赤茯苓三錢 泡澤瀉二錢 郁李仁錢半去皮

葶藶子錢半 鹽陳皮一錢 漢防已二錢鹽水炒

上沈香七分

大便滑泄。去郁李仁。氣虛、加潞党参三錢。

疏鑿飲子　治通身水腫。喘呼氣急。屬於實症。煩[illegible]

多渴。二便不通。服熱藥不得者。並治風濕脚[illegible]

腫大。惟孕婦忌服。

泡澤瀉三錢　白商陸一錢蒸過　赤小豆三錢

川羌活一錢　大腹皮二錢水洗　川椒目七分炒去汗

白木通一錢半　大秦艽一錢去芦　茯苓皮三錢

花檳榔一錢

原方有生姜。嘔逆者。仍用之。或用生姜皮五分

神仙九氣湯　治氣鬱腹痛

片子姜黃錢半　製香附錢半

燈草蘿蔔湯　治濕鬱腹脹，小便不利。

白燈草一把　蘿蔔子一兩　縮砂仁錢半　微炒

右葯以水四碗，先將燈草熬至二碗，後以二味研末入燈草湯內，再滚數沸，盛於壺中，徐徐温服，令盡。不瘥，如法再服一劑，俟腹响放屁，小便長自消。

姜朴草人参湯　治氣滯浮腫，腹中脹硬，或單腹脹大，脾虛氣滯者。

煮半夏二錢　生姜、皮五分　川厚朴錢、

蒸党参三錢 炙甘草五分

虚甚膚脹。加茯苓三錢 淡附子錢半。小便不利。加地膚子錢半。漢防己錢半。甚痰氣上逆。加萊菔子錢半。兩脚腫硬。加牛膝水炒錢半 五加皮二錢。

赤小豆湯 治少年氣血俱熱。生瘡疥變為腫滿。

赤小豆四錢 肥豬苓二錢 桑白皮錢半

漢防己錢半 連翹殼二錢 澤瀉二錢

當歸中錢半 白商陸錢半 赤芍藥錢半

生姜皮五分

防己茯苓湯 治皮水。上體腫。

赤茯苓三錢　漢防已錢半　大有茂二錢

小桂枝一錢五分　炙甘草一錢

共為末，每三錢，開水送下，日三服。

葶藶木香散　治水腫腹脹，小便赤，大便滑泄。

原滑石三錢　漂白术錢半　葶藶子錢半

肥豬苓二錢　赤茯苓二錢　泡澤瀉三錢

木通梗二錢　白木香一錢　上肉桂一錢

右為末，白湯調下三錢，日三服。

厚朴七物湯　治腹滿發熱十日，脈浮而數，飲食如故者，此湯主之。

川厚朴二錢　酒大黃錢半　綠枳實錢半

小桂枝七分　大紅棗三枚　老生姜錢半

嘔者加煮半夏二錢　下利去大黃　寒多生姜加

錢

大承氣湯　治腹滿不減　減不足言　當下之

方見傷寒

甘遂半夏湯　治脈伏　其人欲自利　利反快　雖利心

下續堅滿　此為留飲欲去故也

煨甘遂一錢　煎半夏三錢　杭白芍二錢

炙甘草錢半　淨冬蜜四錢

十棗湯　治脈沈而弦懸飲内痛。或心下痞鞕滿引
脇下痛。乾嘔短氣。汗出不惡寒。傷寒論治表解
裏未和也。

醋芫花五分醋煮　煨甘遂五分　紫大戟五分

右搗為散。以水三杯。先煮大棗十枚。取一杯。去棗。
入藥末。强人盡服。弱者分兩服。平旦服。若下少病
不除。明日更服。得快下利後。糜粥自養。

已椒藶黃丸　治腹滿。口舌乾燥。此腸間有水氣。作
湯主之。

漢防已二錢　川椒目炒一錢　葶藶子一錢　大黃一錢

若口中有津液渴者加風化硝一錢冲

黄芪芍藥桂枝苦酒湯　治黄汗病，身體腫，發熱汗出而渴，狀如風水，汗沾衣，色正黄如柏汁，脉自沉，此湯主之。

大有芪五錢　杭白芍二錢　小桂枝二錢

右三味，以苦酒半杯，水二杯相和，煮取一杯，温服。當心煩，以苦酒故也。

中满分消湯　治中满寒脹。

煎半夏錢半　姜製朴七分　姜製連七分

姜製黄柏七分　炮川烏七分　炮姜炭七分

[illegible]

炒吴茰七分　草荳蔻七分　煨木香七分

潞党参錢半　結茯苓二錢　泡澤瀉二錢

生姜皮五分

瀉心湯丸　治中滿鼓脹。

川厚朴三錢姜製　苗半夏三錢姜製　川黄連二錢姜製

枯黄芩三錢　漂白术三錢　生枳殼三錢合炒

乾生姜三錢　結茯苓五錢　肥豬苓五錢

化澤瀉五錢　潞党参五錢　炙甘草一錢

右為末，麩糊丸，梧子大，每三十丸，日三服，食後滯

[illegible]下。

脾胃氣滯，氣積脹滿，加陳皮二錢，砂仁二錢。經脈
濕滯，腹皮腿臂痛不可按者，加片子姜黃一錢，歸帥。
熱氣化不行，溺秘，喘渴者，加知母三錢。

實脾飲　治陰水發腫，用以實脾。
川厚朴一錢炒　白术錢半　淡附子錢半
宣木瓜錢半　大腹皮錢半　白木香七分
煨草菓錢半　白茯苓三錢　炒乾姜一錢
老生姜二片

滋腎丸　治腎經燥，膀胱氣化失靈，不能行水，作湯
主之，或作丸，引入湯藥中，治浮腫均可。

川黃柏錢半 肥知母錢半 上肉桂五分

浮腫腰以上加陳皮、杏仁，大腹腰以下加杜仲、牛膝、五加皮。氣喘加沉香、附子。

濟生腎氣丸 治肺脾腎俱虛，遍身腫脹，小便不利，痰氣喘急，及婦人產後氣血兩虛，腫脹氣逆者。

大熟地三錢 石棗肉錢半 正淮山錢半

結茯苓四錢 粉丹皮錢半 泡澤瀉錢半

淮牛膝錢半 車前子錢半 上肉桂三分

炮附子錢半 此若作丸，分量用十倍。

桂朮甘湯 治心下有痰飲，胸脇支滿目眩者。

結茯苓四錢 上玉桂三分 漂白朮錢半
炙甘草五分
浮腫加腹皮二錢。陳皮一錢。五加皮二錢（酒洗）。咳不易
出。加苦杏仁錢半。煮半夏錢半。脹甚加砂仁七分。
氣促加沉香七分。小便不利。加地膚子錢半。

真武湯加沉香牛膝防己木瓜湯 治虛則浮腫。咳
逆喘促。小便少利。婦人產後虛腫。
結茯苓四錢 漂白朮錢半 杭白芍錢半
淡附子錢半 上沉香七分 淮牛膝錢半
漢防己二錢 宣木瓜錢半。痰多加陳皮半夏

香砂六君子湯　治脾虛腫脹

潞党參三錢　炒白术錢半　雲茯苓三錢

蓋陳皮一錢　煮半夏二錢　煨木香五分

盐砂仁七分　炙甘草五分

小便不利加澤瀉三錢　便滑加炒苡米四錢

外用敷藥　治腹滿如石或陰囊腫大　先用甘草湯

後用此敷之

大戟　芫花　甘遂　海藻各等分

共為細末　用釅醋調麪如糊　攤綿紙上　覆貼腫處

以軟綿裹住

水蠱方　治水蠱氣結腹大。動搖有聲。皮膚粗黑如腫狀。

白茅根壹兩　赤小豆壹兩

右水二碗。煮取乾。去茅根。食豆。水隨小便下。

全生白朮散　治妊娠。面目虛浮。四肢有水氣。此名子腫。由脾胃虛弱所致。宜服此湯。並下鯉魚湯。

蘇黨參二錢　漂白朮二錢　茯苓皮錢半

當歸中錢半　川撫芎八分　紫蘇葉七分

鹽陳皮七分　生薑皮五分　粉甘草三分

鯉魚湯　治胎前[illegible]滿脹。腫在五六個月時

一百十七

鯉魚不拘大小二三尾洗去鱗甲用水煮爛去魚

每服用魚湯一大碗煎後藥服之

當歸中三錢　漂白术三錢　結茯苓三錢

陳桔皮錢半　每服加生姜二片　服至以愈為度

加味天仙藤散　治妊娠腿膝浮腫甚則足指出水

由脾虛不能制水名曰子滿

天仙藤一錢畧炒洗　宣木瓜錢半　製香附八分

紫蘇梗七分　陳桔皮七分　台烏藥一錢

炙甘草三分

虛甚加蘇党二錢　當歸錢半　白术錢半

嘔吐噦

原因

内經曰。諸嘔吐逆衝上。皆屬於火。河間云。胃膈熱甚則為嘔。火氣炎上之象也。

東垣云。嘔吐噦者。俱屬於胃。胃者總司也。以其氣血多少為異耳。嘔者陽明也。陽明多血多氣。故有聲有物。氣血俱病也。吐者太陰多血少氣。故有物無聲。乃血病也。有食入則吐。有食已則吐。噦者少陽也。少陽多氣少血。故有聲無物。乃氣病也。究其三者之源。皆痺氣虛弱。或因寒氣客胃。或因飲食所傷而致。

入門云。濕嘔者有物有聲。食已則嘔。乾嘔者。空嘔無物。總屬陽明俱病。故嘔比吐為重也。

沈氏尊生云。邪在上脘之陽。必氣停而水積。故湯水之清濁混亂。則為痰為飲。為涎為唾。變而為嘔。邪在下脘之陰。必血滯而食不消。故食物之清濁不分。則為噎塞。為痞滿。為痛為脹。變而為吐。邪在中脘之氣交者。盡有二脘之病。然上脘非不吐食也。設陽中之陰亦病。則食入即吐。非若中脘之食已而吐。下脘之食久而吐耳。下脘非不嘔也。設陰中之陽亦病。則吐嘔齊出。然嘔少於吐。非若上脘之嘔多於吐耳。中脘

則當食畢之時，亦嘔亦吐。謂之嘔吐。則上中下脘之
因。雖各有別，何嘗有外於胃乎。
彙補云。有內傷飲食，填塞太陰，新穀入胃。氣不宣通，
而吐者。有久病氣虛，胃氣衰微，聞食則嘔者。有胃
有熱，食入即吐者。有胃中有寒，食久方吐。有風邪在
胃。翻翻不定，嘈成酸水，全不入食者。有暑邪犯胃。
煩口渴，腹痛泄瀉，而嘔者。有胃中有膿腥臊，薰臭而
嘔者。有胃中有蟲作痛，吐水，得食暫止者。有胃中停
水。心下怔忡。口渴欲飲，水入即吐者。有胃中有痰，懸
心頭旺，中脘躁擾，食入即吐者。更有飢飽失時，勞逸

中內科

不均致脾胃運化不靈其氣滯血結而逆為嘔吐者房室不慎腎氣衰弱不能分化津液種種皆能致之而為噎膈反胃

內經曰三陽結謂之膈註曰三陽者大小腸俱熱結也蓋小腸熱結則血脉燥大腸熱結則不能便膀胱熱結則津液泄三陽熱結脉必洪數有力前後閉塞下既不通必反而上行所以噎食不下縱下復出乃陽火上行而不下降也

症狀

挾寒則喜熱惡寒肢冷脉小 挾熱則喜冷惡熱躁渴

脉洪。氣滯者，脹滿不通。痰飲者，遇冷即發。嘔苦知邪在膽，吐酸識火入肝。嘔涎水雖屬痰飲，尚疑蟲症。吐酸腐無非食滯，更防火患。吐清水是土之卑監，吐綠水是木之發生。黑水從胃底翻出，臭水是腸中逆來。

沈氏尊生云：或有宿食滯於胃脘，以致吐酸者；或有停飲積於胸中，以致吐酸者。嘔苦水則邪在膽，膽上乘胃，故逆而吐膽汁，以致所嘔為苦水也。嘔清水則渴欲飲水，水入即吐，名為水逆。吐涎沫則以脾虛不能約束津液，故涎沫自出。吐膿，仲景曰：嘔家雖有癰膿，不必治膿，膿盡自愈。吐蚘則為胃中冷。若夫食已心下痛隱隱不可忍，吐出痛方止，證名食痺，吐食由胃氣逆而不下也。

準繩云：先吐後瀉，身熱腹悶，名曰漏氣。漏氣者，上焦傷風也。二便不通，氣逆不續，名曰走哺。走哺者，下焦實熱也。一

診斷

仲景曰：病人脈數，數爲熱，當消穀引食，而反吐者，何也？以過發其汗，令陽氣微，膈氣虛，脈乃數，數爲客熱，不能消穀，胃中虛冷故也。

脈經曰：寸口脈數，其人即吐。寸口脈細而數，數則爲

熱。細則為寒。數為嘔吐。又陽脈緊。陰脈數。其人食已即吐。又寸緊尺濇。其人胸滿不能食而吐。脈緊而濇。其病難治。又脈弦者虛也。胃氣無餘。朝食暮吐。

回春曰。嘔吐無他。寸緊滑數。微數血虛。單浮胃弱。芤則有瘀。最忌濇弱。

沈氏曰。胃寒之脈沉遲微濇。胃大之脈浮大而數。痰膈之脈滑而兼數。可憑脈辨之耳。

脉經曰。嘔吐脈弱。小便自利。身微熱而厥者。虛極難治。入門云。凡吐如清菜汁者死。此是乍然嘔吐。非反胃也。丹心云。噎膈反胃證。年高者不治。糞如羊屎

中内科　卷十九

者不治不淡飲食不斷房室者不治氣血俱虛者腸口中多出沫但見沫多出者必死種杏知反胃吐白沫者可治吐黃沫者不可治

療法

仲景曰嘔家雖有陽明證慎不可下逆之故也又曰嘔吐宜服薤白粥直指曰陽明之氣下行則順今逆而上行謹不可泄閉也然嘔吐者每每大便閉結上下壅遏氣不流行當思有以利導之

醫鑑曰嘔家聖藥是生姜千金之說信矣然氣逆作嘔生姜散之痰水作嘔半夏逐之生姜於寒証最佳若

濕熱嘔。不可無烏梅也。

必讀曰。古方以半夏生姜桔皮為嘔家聖藥。獨東垣云。生姜止嘔。但治表實氣壅。若胃虛穀氣不行。惟當補胃調中。推揚穀氣而已。若吐而諸藥不效。必加鎮重以墜之。吐而中氣久虛。必借穀食以和之。

沈氏曰。吐酸下讀。皆由胃濕鬱而生熱。從木化。遂為酸味。法宜清之。若久而不化。必至木盛土衰。經云。木欲實。辛當平之。辛為肺金之味。故辛可勝酸。金尅木也。辛則必熱。亦以制肝實。熱以扶胃衰。俾濁氣不流。但以寒藥投之。非其治矣。此說則為胃中飲。大凡蚘見苦則安。見椒則伏。見酸則不能咬也。

又有惡心者。無聲無物。但心中兀兀然。無奈欲吐不吐。欲嘔不嘔。雖曰惡心。實非心經之病。皆在胃口上。宜用生姜。仲景曰。惡心吐清水。胃口有痰有熱有虛。皆用生姜半夏湯。又乾嘔吐涎沫。宜半夏乾姜散。

醫鑒治胃中有熱惡心乾嘔不止者。宜梔子竹茹湯。

處方

吳茱萸湯　治厥陰病。乾嘔吐涎沫。頭痛者。又治嘔而胸滿者。並療少陰病。吐利煩燥欲死。手足厥冷。陽明病。食穀欲嘔者。此湯亦主之。得湯反劇

都屬上焦也。嘔吐酸水。亦可主之

吳茱萸一錢泡 西洋參錢半 老生姜一錢

大紅棗四枚 嘔吐蚘加川連二錢

此湯加半夏。治挾痰濕嘔吐。小便不利。加結茯苓三錢。脹滿加鹽陳皮一錢。呃逆加公丁香錢半。乾柿蒂五个 敷砂仁二枚。

半夏瀉心湯 治嘔而腸鳴。心下痞滿。或胃痛嘔吐。方見霍亂章。並療吐蚘。

黃芩加半夏生姜湯 治乾嘔而利。方見霍亂章。

口以利

猪苓散　治嘔吐而病在膈上。後思水者解。急與之

水不宜多飲。

方見霍亂章。

小半夏湯　治諸嘔吐。穀不得下者。

煮半夏三錢　老生姜錢半

吐水小便不利口渴者。加茯苓四錢。猪苓三錢。

小柴胡湯　治嘔而發熱。屬少陽也。

方見傷寒章

大半夏湯　治胃反嘔吐。或大便秘澁。

煮半夏二錢　西洋參錢半

右二味。以長流水三中杯。貯大磁碗。納淨冬蜜四錢。揚二百四十遍。煎一杯。去渣服。

大黄甘草湯　治食已即吐。胃素有熱。與新食熱薰相衝。未久還出

酒大黄二錢　炙甘草一錢

茯苓澤瀉湯　治胃反吐而渴欲飲水者。此湯主之

結茯苓四錢　泡澤瀉二錢　小桂枝一錢

漂白术一錢半　炙甘草五分　老生姜二片

橘皮竹茹湯　治虚熱噦逆。

陳桔皮一錢　新竹茹三錢　西洋參一錢半

炙甘草七分　老生姜一錢　大紅棗四枚

梔子竹茹湯　治胃熱惡心，乾嘔不止。

炒梔子二錢　鹽陳皮一錢　青竹茹三錢

生姜汁一茶匙冲

薤白粥　治嘔吐病在上焦。

薤蕪白五錢　雞子白一個　白米一杯

右水二碗，煮米熟作稀粥服。

旋覆代赭湯　治胃氣虛逆，嘔噦噫氣，及心下痞鞕。

方見霍亂章　吐酸引左金丸錢半送下

左金丸　治厥陰木氣乘胃，嘔逆上衝。

淡吴萸一錢　川雅連八分　作丸以湯藥送亦可。

挾痰飲加茯苓三錢　煮半夏二錢　吐蚘加炒川椒目一錢　呃噦加丁香錢半　柿蒂五個　蜜砂仁二枚

麥門冬湯　治熱鬱氣滯。嘔吐頻數及膈食反胃。

大麥冬三錢　鮮蘆根四錢　西洋參錢半

新竹茹三錢　鹽陳皮一錢　漂白术錢半

結茯苓三錢　明玉竹二錢　粉甘草五分

老生姜二片　胸悶去白术。

丁香柿蒂散　治呃逆噫噦。

公丁香錢半　乾柿蒂五个

右二味為末。開水煎滚沸搶服。

安胃散　治胃逆嘔吐。食不運化。或噎膈不能進食。

鹽陳皮一錢　南查肉錢半　大麥芽錢半

白木通錢半　泡澤瀉三錢　炒黄芩錢半

川石斛二錢

平胃散　治積滯脹滿。嘔吐腹痛。

見感胃章

挾痰加茯苓三錢。煮夏二錢。食不運化。加鹽製砂仁七分。呃逆加丁香錢半。脇痛加刀豆殼三錢。小便不利加澤瀉三錢。

通草橘皮湯　治風寒胃熱，嘔吐呃逆。

白通草錢半　鹽陳皮一錢　淨粳米四錢布包

蘆笋根五錢

乾姜黃連芩人參湯　治嘔家挾熱，不利於香砂桔半者，此湯主之。

北乾姜一錢　川黃連一錢　枯条芩錢半

西洋參錢半

千金翼嘔噦方　治大逆嘔噦。

鮮蘆笋根一兩

水三杯，煎取一杯，以童便半盞冲服。

又方　治呃逆頻作。

刀豆子燒存性一錢，研細末，酒沖服。不飲酒者，以長流水煮數沸沖服，日再服。

香砂六君子湯　治脾胃虛冷，噯逆呃噦，或作脹者。

潞党參三錢　漂白朮錢半　結茯苓三錢

煮半夏二錢　藍陳皮一錢　煨木香五分

鹽砂仁七分　炙甘草五分

吐者去木香，加吳萸一錢。並治脾氣虛滯膈食。

廣濟檳榔散　外台治每食變作醋水吐酸。

花檳榔錢半　潞党參三錢　結茯苓三錢

陳桔皮一錢　生姜汁五滴　青華撥焙五分去刺焙黑

右藥研為散，紅棗湯沖一錢服，漸加至錢半。

理中安蛔丸　治肝胃不和，嘔吐蛔虫。

潞党参三錢　漂白术錢半　北乾姜一錢

川雅連一錢　川椒目炒八分　肥烏梅二枚

本方去川椒、烏梅，名連理湯，亦治嘔吐，或胃痛吐酸者，兼有下利，亦可主之。

附子理中丸　治脾腎虛寒，反胃吐逆，隔食不進。

潞党参三錢　漂白术錢炒　北乾姜一錢至錢半

淡附子錢半至二三錢　炙甘草五分

左歸飲　治胃有伏邪燥火不濟。腸食反胃。或腎氣不足。不能為行其津液。而分清濁。

生地黃三錢　石棗肉錢半　正淮山錢半

結茯苓三錢　甘枸杞二錢　炙甘草五分

此方再加當歸以滋陽明之陽陰。以去伏邪之火。

苓桂术甘湯　治停飲作嘔。多吐清水。

方見浮腫章

諸血

原因

內經曰諸血者。皆屬於心。又曰。大怒則形氣絕而血菀於上，使人薄厥。怒則氣逆，甚則嘔逆。

入門云：內傷七情，暴喜動心，不能生血；暴怒傷肝，不能藏血；積憂傷肺，過思傷脾，失志傷腎，腎能動血。

正傳云：房勞過度，以致陰火沸騰，血從火起，故錯經而妄行。

靈樞經曰：卒然多食飲則脹滿，起居不節，用力過度則陽絡脈傷，陽絡脈傷則血外溢，血外溢則衄血；陰絡脈傷則血內溢，血內溢則後血。

經曰：脾移熱於肝，則為驚衄。又曰：春病數衄，陽明厥逆，喘咳身熱，善驚吐血。

渴，寒熱，病，身黄，屎黑如狂，喜忘者，為蓄血。蓄血外證：痰啞燥渴，昏憒迷忘，常喜湯水漱口。

經曰：結陰者，便血一升，再結二升，三結三升。釋曰：結陰之病，陰氣内結，不得外行，血無所禀，滲入腸間，故便血也。靈樞曰：邪在五臟，則陰脈不和，陰脈不和，則血留之。蓋邪犯五臟，則三陰脈絡不和而結聚，血因停留，溢則滲入腸間而為便血。

河間曰：膽受熱，血妄行，為衄衊。三因曰：無病者汗出污衣，甚如胚染，名曰血汗，亦曰紅汗。由大喜傷心，喜則氣散，血隨氣行也。

傷寒少陰證。醫者不識。強發其汗。則伏熱逼血從九竅出。名爲下厥上竭。不治。人卒大驚。則九竅血皆出。亦謂之九竅出血。舌衄。多由心脾火熾。齒衄胃熱也。

症狀

血從肺而上溢於鼻者曰衄血。從胃而上溢於口者曰嘔血吐血。其咯血唾血者。出于腎也。咳血嗽血者。出于肺也。其痰帶血絲出者。或從腎或從肺來也。其出于大便者。曰腸風。曰血痔。從汗孔出。謂之肌衄。從齒齦出。謂之齒衄。從舌出。謂之舌衄。從委中出。謂之膕血。從九竅皆出。謂之九竅出血。

海藏曰一切去血過多。則必致眩暈悶絶凡崩中去血多。拔牙齒去血多。金瘡出血多。產後去血多。皆有此證。

診斷

脈經曰。脈得諸澀濡弱爲亡血。脈訣曰。諸證失血皆見芤脈脈貴沉細。浮大難治。正傳曰。芤爲失血。澀爲少血吐血之脈。必大而芤。大爲發熱。芤爲失血。內經曰。脈至而搏。血衄身熱者死。又曰腹脹便血。脈大時絶者死。靈樞曰。衄而不止。脈大者逆。難經曰。病若吐衄血脈當沉細反大而牢者死。

仲景曰衄血而脈實者難治丹溪曰吐衄血脈滑數者難治實繇積熱肺胃者必胸滿脈實大怒氣逆者必面青脈弦陽虛而血外走必虛冷惡寒陰虛火上亢必喘咳潮熱勞心不能主血必煩心躁悶勞力不能攝血必自汗倦怠鬱結傷脾憂恚少食勞傷肺氣久咳無痰氣虛不統者其血散漫積瘀停蓄者其血成塊熱鬱在上者血必紫虛炎下起者血必鮮蘊寒凝血血白黑點肺生癰疽血必兼膿先痰帶血者積熱先血兼痰者陰虛火熾飲食飽悶而吐血必食傷胃

胱而不運。飲酒過醉而吐血，必酒傷清道而妄行。新血鮮紅，舊血瘀黑，風證色青，寒證色黯，暑證色紅，濕證色如烟煤屋漏水。陽盛溢出鮮紅，陰盛下如豚肝。吐血水內浮者，肺血也。沉者，肝血也。半浮沉者，心血也。色赤如太陽之紅者，腎血也。

凡血上越為嘔吐者皆逆，其治難。後變下行為惡利者為順，其治易。血症身熱多渴脈大者，是火邪勝也，其治難。身涼不渴脈靜者，是正氣復也，其治易。

療法

丹溪曰：凡用血藥不可單行單止，又不可純用寒涼藥。必加辛温升藥。如用凉藥酒蒸酒炒之類。乃寒因熱用也。入門云。嘔吐血。若出未多。有瘀於胸膈者。當先消瘀而凉之止之。纂要云。凡血越上竅者皆陽盛陰虚。有升無降。俱宜補陰抑陽。氣降而血自歸經。統旨云。若大醉大飽大怒大勞之後。忽然吐血者。宜降氣不宜降火。宜行血不宜止血。宜補肝不宜伐肝。入門云。如素有虚損病根。而時常見血者。宜甘寒凉血。辛平行氣。酸斂止塞其漏。甘温收補其後。醫貫云。若吐血久不止。當用温補以健理脾胃。使脾和則能裹血也。若暴吐不止，當用參朮以急固元陽，血脫益氣，陽生陰長之理也。

大要云：凡吐血太甚，勢難遏止，此火性急速，如從用涼藥，反增搏擊，宜辛味從治，用炒黑乾姜末，童便調服之。

彙補云：勞傷誤用寒涼，則胸滿腸痛，血愈鬱矣。陰火誤用燥熱，則血愈枯竭，癆瘵成矣。隧隨閉塞，氣逆氣鬱，誤行補澁，則瘀蓄於胃，心下脹滿，食入即吐，名曰血逆。瘀蓄於脾，大腹膨脹，漸成鼓滿，名曰血蠱。

處方

甘草乾姜湯　治咳血咯血

炙甘草一錢　黑姜灰一錢布包

脾寒，去姜灰，用姜炭。挾熱，加新竹茹三錢，乾藕片三錢。血多，加側柏葉錢半，舊棕灰一錢布包。嘔血，加炒黃芩二錢，花蕊石二錢。氣逆，加赭石，血溢甚，加十灰散錢布包。咳嗽口乾痰粘，加百合三錢，款冬花錢半。有瘀，加花蕊石錢半。

溫膽湯　治膽火迫血，心悸肌熱，虛煩不眠。

新竹茹三錢　絲瓜殼一錢　結茯苓三錢

視內陳一錢　薑法夏錢半　粉甘草五分炙

有瘀未淨加藕片四[illegible]石錢半。肺燥痰粘，去
法夏，加川貝二錢、[illegible]花粉三錢、蘆筍根四錢。
鼻衄加白茅根四錢，[illegible]衄亦加之。口不乾，脉不急，
加姜炭一錢、側柏炭錢半。氣逆加代赭石二錢、浮
海石三錢布包。心悸，加石决明八錢，無石决明則用新
蚌殼八錢亦可代之。

大半夏湯　治胃大上逆，嘔血吐血，大便少通。
煮半夏二錢、西洋參錢半、淨冬蜜五錢。
此方可加藕節、竹茹各三錢、側柏葉錢半，用長流
水和蚤揚二百四十遍，煎服。

四生丸　治咳咯吐血衄血，及血熱妄行。

生荷葉二錢　生艾葉錢半　生側柏葉三錢

生地黃五錢

右四味，研末，加蜜搗丸，如鷄子黃大，重四錢。每服一丸，開水沖服，或煎數開亦妙。

十灰散　治咳嗽嘔吐出血，去瘀生新。

大薊　小薊　乾荷葉　茅根

丹皮　大黃　茜草根　柏葉

黑梔　棕皮

右十味，共燒成灰，研為細末，用碗蓋于地，存性一宿布包每服二錢。水煎童便一盞沖服。

丹溪治咳血方　治肺燥咳嗽痰中帶血。

漂青黛一錢布包　生巵子錢半　訶子肉錢半

括蔞仁三錢去油　浮海石三錢洗去砂

嗽不易出加苦杏仁錢半。

瀉心湯　金匱治大熱攻心。血不養心。致心氣不足

諸實症吐血衄血。以釜底抽薪法。

生大黄二錢　川雅連一錢　枯黄芩錢半或二錢

柏葉湯　金匱治吐血諸藥不止者

鮮柏葉五錢　鮮艾葉二錢乾錢半　用炮姜炭一錢

取馬通汁二杯。煎一杯服。千金加阿膠亦佳
取馬通汁法。用白馬糞兩枚如毬大。以清水四碗。
將馬糞打散于水中。以夏布濾去滓。停清入藥煎。

百合固金湯　治肺液不足。腎水虧虛。火上炎。咽痛
喘咳痰血。
生熟地各半三錢　大麥冬錢半　蘇百合三錢
杭白芍錢半　川貝母錢半　大元參三錢
苦桔梗一錢　當歸中一錢　炙甘草七分

鎮陰煎　治色慾勞傷。上熱下寒。大吐大衄。失血不
止。六脈細微。四肢厥逆。小水清。大便溏。

大熟地三錢 淮牛膝、淮澤瀉二錢
上玉桂三分 淡附子錢半 炙甘草一錢

黃土湯 金匱治下血，先便後血，亦主吐衄。
大熟地三錢 正阿膠錢半 漂白朮錢半
枯條芩錢半 淡附子錢半 炙甘草一錢
灶心土五錢

此方以附子易炮姜，灶心土用赤石脂亦可。

犀角地黃湯 治肝胃火盛，吐血、便血、血崩、血淋、鼻衄、蓄血諸熱症及外受熱邪迫血。

方見傷寒章

甘露飲　治胃中濕熱。面黄溺赤。口瘡。吐血。衄血。

天麥冬三錢各半　生熟地四錢各半　蜜枇葉三錢

枯黄芩錢半　綠枳殼一錢　川石斛三錢

茵陳三錢　炙甘草七分

此方並治酒客濕熱内蘊。咳嗆膿血。肺癰痰臭而黄者。

復脈炙甘草湯　治咳嗆多心中温液者。又療痰中帶血。大便燥加

炙甘草一錢　大生地三錢　大麥芽錢半

西洋參錢半　黑姜灰一錢布包　火麻仁三錢布包

正阿膠二錢後入 大蘭棗二枚 上玉桂二分

大便不燥，夜不安寢，去麻仁，加酸棗仁二錢。心悸亦可加之。若有寒氣，去生地，用熟地，或用炭亦可。

海藏紫菀湯 治肺氣傷，勞熱久嗽，追為痰中帶血

蜜紫菀三錢 正阿膠錢半 川貝母二錢 肥知母錢半 西洋參錢半 結茯苓三錢 苦桔梗一錢 五味子七分 炙甘草七分

食少加大麥芽錢半。痰多去桔梗。氣逆加浮海石三錢。咳嗽純血不興痰雜，去桔梗，加姜灰一錢，側柏炭錢半。

汗血方。用人中白、新瓦焙乾、入麝香少許。開水冲服。

諸竅出血方。亂髮灰、敗棕、陳蓮蓬燒灰研末每服二錢木香湯下。

舌上出血如孔鑽者。千金以香薷汁服。

舌上出血不止。用炒蒲黃為末摻上。又以槐花炒黑研摻亦佳。

齒縫出血外台方以鮮竹茹一兩。醋浸一宿含漱。

又黄連散　治齒縫出血

黄連　龍骨　牙硝各一錢　白礬二厘　龍腦香一分

共為末。敷牙根上。

綠袍散 入門治齒縫出血不止

黃柏 芒硝 青黛 薄荷 各一錢 爲末 入龍腦香少許 擦牙床即止

鼻衄血不止 千金以龍骨末微吹入鼻中即止 更出更吹之

地黃湯 元戎治鼻衄久不愈

生熟地各半三錢 地骨皮二錢 枸杞子二錢 焙乾爲末 蜜湯調下五錢

當歸赤豆散 治濕鬱化熱血不歸經 先便後血者

腸癰便血

大便滑泄。當歸用赤石脂炒。下血淋漓，引濟生烏梅丸送下。用二錢。若大便下時便少血多，加乾地榆二錢。乾槐角錢半。

濟生烏梅丸　治腸風下血淋漓。

肥烏梅三枚　直殭蚕錢半

右藥作湯煎亦可。作丸將殭蚕研末和烏梅搗丸。

秦艽白术丸　治痔瘡、痔漏有膿血，大便燥結，痛不可忍

大秦艽錢半　澡白术錢半　當歸尾錢半

泡澤瀉二錢　去桃仁十四枚　麩枳實一錢

中日斗

黑地榆二錢 皂角子八分燒存性

右藥共研末麪糊丸作湯藥亦可

本事槐花散 治腸風臟毒下血

炒槐花二錢 側柏葉錢半 黑荊芥錢半

炒枳殼一錢

共研末。每服勻兩次。米飲沖。作湯服亦可。

血不足者。加黑穞豆四錢。黑地榆二錢。去枳殼是

南查肉錢半。

駐車丸 治血虛便血延久不愈。

當歸中錢半 川薑連八分 正阿膠二錢

炮姜炭一錢

腹痛加白芍錢半。食少加南查肉錢半。

人参桃花湯 治下血傷陰。脾虛不能攝血。並治少陰病二三日至四五日。腹痛便下膿血。下利不止者。

潞党参三錢 桃花脂八錢布包 淨粳米五錢布包

炙甘草五分

補脾湯 治脾虛血弱。吐血。下血。血崩。

潞党参三錢 漂白术錢半 當歸中錢半

抱木神三錢 炙黄芪三錢 酸棗仁二錢

製遠志七分 白木香煨五分 炙甘草五分

龍眼肉五枚

鼻衄不止外治經驗法

食鹽二觔，炒熱，厚杯包之，放椅上，人端坐於鹽包之上，使尾骶骨有煖氣，由脊脉引火歸源。

吾閩林錄事中將，犯鼻衄不止，適剃頭匠與說此法，用之立止。

咳嗽附肺癰、肺痿、哮喘

原因

內經曰：五臟六腑，皆令人欬，非獨肺也。蓋肺為臟腑之華蓋。凡一切臟腑病。其氣皆薰蒸于肺也。欬嗽者由肺感於寒。微者成欬嗽也。肺主氣。合于皮毛。邪之初傷。先客皮毛。故肺先受之。五臟與六腑為表裏。皆稟氣於肺。以四時更旺。五臟六腑皆有欬嗽。各以其時感於寒而受病。故以欬嗽形證不同。五臟之欬者。乘秋則肺先受之。肺欬之狀。欬而喘息有音聲。甚則唾血。乘夏則心先受之。心欬之狀。欬則心痛。喉中介介如哽。甚則咽腫喉痺。乘春則肝先受之。肝欬之狀。欬則兩脇下痛。甚則不可轉側。兩胠下滿。乘季夏則脾先受之。脾欬之狀。欬則右脇下痛。陰引於肩背。甚

中此条

則不可以動。動則欬劇，乘冬則腎先受之。腎欬之狀，欬而嘔，嘔甚則長蟲出。肝欬不已，則膽受之。膽欬之狀，欬而嘔膽汁。肺不已，則大腸受之。大腸欬之狀，欬而遺糞。心欬不已，則小腸受之。小腸欬之狀，欬而失氣，氣與欬俱出。腎欬不已，則膀胱受之。膀胱欬之狀，欬而遺溺。久欬不已，則三焦受之。三焦欬之狀，欬而腹滿不欲食飲。此皆聚於胃，關於肺，使人多涕唾，而面浮腫氣逆也。

丹溪曰：久嗽肺虛，寒熱往來，皮毛枯燥，聲音不清，或嗽血線，口中有濁涎沫，因津液重亡，火炎金爍，如草木元旱。而枝葉萎落也。肺癰之為病。多因飲食不潔。積痰聚濕。脾不輸精于肺。肺鬱為熱。成為癰膿。或誤客邪遲眠。或久咳及熱嗽誤服辛燥之品。變成肺癰。臺補云。肺居五臟之上。升降往來。無過不及。或太過七情之所傷。或食飽礙氣之為病。由是呼吸之氣不得宣暢而生喘。

內經曰。肺主氣。形寒飲冷則傷肺。故其氣逆而上行。衝衝而氣急。喝喝而息數。張口擡肩。搖身擷肚者。是為喘。

症狀

彙補云。火鬱咳者。有聲無痰。咳必連聲。濕痰咳者。咳動有痰。痰出嗽止。食積痰嗽。而色青黃。五更轉甚。吐痰如膠。瘀血嗽者。胸中[illegible]礙。喉間腥氣。或帶黑血。胃火嗽者。口渴善飢。面赤臉熱。午前尤甚。陰虛嗽者。五心煩熱。氣從下壯。午後夜甚。勞傷嗽者。乾咳無痰。[illegible][illegible][illegible]出。痰中見血。停水嗽者。胸滿頭汗。怔忡吐涎。水逆不入。肺脹嗽者。喘急氣麤。或左或右。則眠不得。有嗽久而成肺癰肺痿者。必雲門中府引痛。咯吐膿血腥穢異常。

入門云。風傷肺者。咳則鼻塞聲重。口乾喉癢。語未竟而咳。寒傷肺者。咳則胸緊聲啞。悽愴怯寒。或遇寒則發。暑乘肺者。咳則口燥鼻乾。面赤心煩。聲嘶吐沫。濕乘肺者。咳則身重背蒙。自汗溺澀。骨節煩疼。若暑病感邪。多熱頭疼身熱毒症。

哮與喘相類。但不以喘開口出氣之多。而有呀呷之音。呷者口開。呀者口閉。開口閉口。盡有痰聲。以痰結喉間。與氣相繫故也。哮以聲響言。喘以氣息言。又喘促而喉中如水雞聲者。謂之哮。氣促而連續不能以息者。謂之喘。

診斷

7月十

脈訣曰：咳嗽所因，浮風緊寒，數熱細濕，房勞澀難。右關濡者，飲食傷脾；左關弦短，疲極肝衰；浮短肺傷，法當咳嗽。五臟之嗽，各視本部。浮緊虛寒，沉數實熱，洪滑多痰，弦澀少血。形盛脈細，不足以息；沉小伏匿，皆是死脈；惟有浮大而嗽者生。又曰：寸數虛澀，肺痿之形。脈經曰：肺痿唾血，脈緊強者死，滑者生。又曰：喘脈而手足溫者生，脈澀而手足寒者死，數者亦死，為其形損故也。

正傳曰：喘脈滑而浮者生，澀而數者死。

內經曰：喘鳴肩息者，脈實大也，緩則生，急則死。

仲景曰。咳唾膿血。脉数虛爲肺痿。数實爲肺癰。

療法

沈氏尊生曰。咳之爲病。有新久虛實之殊。新咳者。皆有實邪。風則散之。寒則發之。熱則清之。火則瀉之。濕則除之。痰則滌之。有久病忽咳。病雖久而咳則暴。亦爲新咳。必新傷風食也。風則疏之。食則消之。即愈矣。屬虛屬鬱。有由氣虛者。有由血虛者。有由血虛火盛喘咳聲嘶者。有氣血兩虛者。有虛勞嗽痰熱渴汗者。有虛勞咳痰喘者。有虛勞嗽一二聲無痰。夜則發熱。過則冷。睡多夢者。有火鬱於肺。欬則有聲無痰者。有濕痰內蘊，痰出則欬少止。少頃又欬者。又有欬久傷脾。喘而生瘡者。有久欬失音者。有久欬失氣者。有久欬面目浮腫者。種種咳嗽，痰喘雖同。而治法各異。不徒專行治肺。當察其病在於何經。分內外所因新久之別。虛者補之。鬱則宣開。燥須潤之。寒則宜溫。肺虛宜養血潤肺。養氣清金。肺癰當大補氣血。佐以排膿。

處方

前杏二陳湯　治外感咳嗽，嗽有寒熱亦可服之。

香前胡錢半　苦杏仁錢半　結茯苓三錢

盐陳皮八分　煮半夏錢半　粉甘草五分

惡寒多，或頭痛鼻塞，加蜜薄荷葉五分。熱多加桑葉錢半。身疼，用桑枝。肺氣不利，去前胡，加蜜枇杷葉三錢。脇痛屬冷者，去前胡，加北芥子錢半。名六安煎。痰多小便不利，加萊菔子錢半。口渴去半夏，加川貝母錢半。痰黄而粘，或大便少解，加乾括樓仁三錢。氣促加紫蘇子（蜜炙）錢半。咳不易出，加苦桔梗錢半。胸脘加枳殼一錢。脇肋牽痛，加絲瓜絡五分。久鬱痰粘聲重，或乾嗆而痰不出者，去前胡，加蘋覆花一錢至錢半。

桔梗湯　除痰止咳嗽，又治心咳痰不易出。

中內科　三四四墨

[illegible]

苦桔梗錢半 綠枳殼一錢 藍陳皮一錢

煮半夏錢半 老生姜二片

橘蘇散 治傷寒咳嗽，身熱，有汗，脈浮數者。

紫蘇葉一錢 桑白皮錢半 蜜桔紅七分

苦杏仁錢半 五味子五分 漂白术一錢

煮半夏錢半 川貝母錢半 粉甘草五分

若無汗，去白术；咳不出，去五味，加桔梗錢半；嘔逆加生姜二片。

溫肺湯 治肺虛客寒，喘咳嘔吐痰沫。

炒乾姜八分 上桂皮三分，去粗 煮半夏二錢

鹽陳皮一錢 五味子五分 苦杏仁錢半
北細辛五分 正阿膠炒錢半 炙甘草五分
大紅棗二枚 老生姜二片

貝母散 治火泛久嗽。
苦杏仁錢半 款冬花錢半 肥知母一錢
川貝母錢半 桑白皮錢半 五味子七分
粉甘草五分

洗肺散 治咳嗽痰盛有熱，肺氣不清利。
薑半夏二錢 枯條芩錢半 天門冬錢半
大麥冬錢半 五味子五分 苦杏仁錢半

粉甘草五分　老生姜二片

訶黎勒丸　治勞嗽乾欬及肺損喘急。

訶子皮二錢　海蛤殼五錢　瓜蔞仁四錢

漂青黛一錢　苦杏仁錢半　川貝母錢半

製香附一錢

右藥為末，姜汁和蜜為丸，櫻桃大，含化，徐徐嚥下。

桑菊飲　治感燥而欬，或寒熱頭痛。

苦杏仁錢半　連翹殼二錢　蜜薄荷五分

冬桑葉一錢　甘菊花一錢　苦桔梗錢半

鮮葦莖五錢　粉甘草七分

百花二陳湯　治燥氣在肺，咳嗽及咯血，與肺癰初起，可於此方加减用之。

藕、百合三錢，蜜冬花錢半，結茯苓三錢，陳桔絡一錢，蒸法夏錢半，炙甘草七分。

口渴去夏，加川貝二錢。肺癰及臭痰，加蘆筍根、苡米仁四錢。咯血加藕片四錢。肺痿加阿膠二錢。音啞加桔梗錢半。咽痛加牛蒡子錢半，青黛一錢。

桔梗湯又名甘桔湯　治咳嗽、咽痛及喉瘡、肺癰、肺癆

粉甘草一錢，苦桔梗錢半

咽痛蘗喉瘡加牛蒡、連翹各錢半。口乾加浙貝二錢。

中方科

欬嗽加栝樓三錢。生石錢。治頸有結核加夏枯草一錢半。喉癰加射干錢半。寒熱加蚤薄荷葉五分。本方加防風，名甘桔防風湯，治寒熱往來。加防風、荊芥、連翹，名如聖散，治上焦風熱。加連翹、薄荷、竹葉、梔子、黃芩，又曰桔梗湯，治火盛舌乾、咳嗽。加枳殼去草，名桔枳湯，治痞悶在胸，噫氣嘔逆，小便赤，加木通。肺痿加紫菀、阿膠。肺癰加蘆笋根、郁甦參。

金沸草湯　治風鬱肺經，頭目昏痛，咳嗽多痰。

旋覆花一錢至一錢半　香前胡錢半　荊芥穗一錢

北細辛三分　赤茯苓三錢　煮半夏錢半

炙甘草五分

麥門冬湯　治火逆上氣，肺燥欬嗽，肺痿肺癰。

方見霍亂章

清肺飲　治痰濕氣逆咳嗽。

苦杏仁錢半　川貝母錢半　苦桔梗錢半

結茯苓三錢　蜜橘紅一錢　五味子五分

粉甘草五分

春傷于風，鼻流清涕，加薄荷五分；火嗽，加青黛一錢、樓仁三錢、海石三錢；食積，加山查錢半、枳殼一錢；痰黃燥，加知母一錢；肺虛久嗽，加阿膠、洋參。舌白痰飲加生姜。

清燥救肺湯　治諸氣膹鬱，咳喘痰燥，肺痿肺癰。

北沙参三錢　火麻仁三錢　布包　生石羔四錢

正阿膠二錢　苦杏仁錢半　大麥芽錢半

蜜枇葉三錢　冬桑葉一錢　炙甘草五分

復脉炙甘草湯　治勞傷肺虚，咳唾白沫，心悸肺痿。

方見諸血章。

甘露飲　治陰虚咳逆，肺痿肺癰。

方見諸血章

葦莖湯　治咳有微熱，煩滿，胸中甲錯，是成肺癰。

鮮葦莖四錢 冬瓜仁三錢 苡米仁四錢
尖桃仁二十粒
吴鞠通治太陰濕溫嗆喘。加滑石三錢 苦杏錢半
三子養親湯 治咳嗽氣急，養脾進食，
紫蘇子 萊菔子 北芥子各錢半
右葯隔紙上微炒。研煮湯飲。勿煎太過。勿使味苦。
瀉白散 治肺熱咳喘身熱面浮口渴舌燥
桑白皮二錢 地骨皮二錢 淨粳米四錢布包
粉甘草七分
痰粘加川貝錢半 菔子錢半 喉閉不利、加牛蒡錢半

□□利

小青龍湯　治手太陰傷風寒致咳嗽氣促。又治肺脹效而上氣，煩躁而喘，脈浮，心下有水氣，加石羔主之。

方見傷寒章

真武湯　治脾腎虛寒，咳嗽稀痰，舌白而滑。

方見霍亂章

痰多溺短，加滑石、煮夏、苓二錢，生姜汁一茶匙。小便自利，痰清而冷，加北乾姜炒一錢，五味子五分。溲數，加桑螵蛸錢半。口乾痰粘，加海蛤殼八錢。咳逆易出，加苦杏仁錢半，煮半夏二錢。胸滿氣不舒，加塩陳皮一錢。挾有風寒加前胡一錢半。氣喘加浮海石三錢。上沈香七分。喘甚加蛤蚧一合。喘而浮去加牡蠣三錢。龍齒一錢半。或送下滋腎丸二錢。

苓桂朮甘湯　治心下有水飲。痰嗽脉滑。

方見浮腫章。

若挾外寒所感，去桂用桂枝。咳不易出。加苦杏仁一錢半。痰多加陳皮一錢。煮半夏二錢。五味子五分。胸膈加塩砂仁七分。氣逆加沈香七分。飲食少進加大麥芽一錢半。

桂附八味丸　治下焦腎水不足。水泛為痰。咳嗽喘氣之脉沉滑微細者。

六熟地 三錢 石棗肉 錢半 正淮山 錢半

結茯苓 三錢 粉丹皮 錢半 泡澤瀉 錢半

上肉桂 三分 淡附子 錢半

面浮而喘，小便少利，加淮牛膝 錢半 車前草 錢半，

名濟生腎氣丸。或用湯藥，引用此兩種之一送下

亦可。

滋腎丸 治肺腎俱虛，咳嗽音啞，語喘，或咽爽，引火

下行。

川黃柏 錢半 肥知母 錢半 上肉桂 三分

黄柏知母。如畏其寒，則用鹽水炒。

外台茯苓飲　心胸有停痰宿飲，或自吐出後，心胸滿不能食及咳嗽痰多。

結茯苓四錢　蒸黨參三錢　漂白术一錢半
鹽陳皮一錢　綠枳殼一錢　老生姜一錢

嘔逆加煮半夏二錢，痰不易咳加苦杏仁一錢半。

聖劑人參桔梗散　治心經咳嗽，咽喉腫痛。

西洋參一錢半　苦桔梗一錢半　結茯苓三錢
牛蒡子一錢半　炙甘草七分

右藥為末。姜湯沖，空心服二錢，日兩次，煎服亦可。

六君子湯　治脾虛咳嗽土不健運聚濕成痰
潞黨參三錢　焦白朮錢半　結茯苓三錢
薑陳皮一錢　煮半夏錢半　炙甘草五分
脾寒加炮姜炭一錢　痰多加五味五分　腎虛寒加
熟附子錢半　肺虛加紫菀三錢　冬花五味亦可加
入食少加麥芽錢半　鷄內金二具　陽虛自汗加炙
黄芪三錢　盗汗加蘭棗三枚　北小麥二錢　陰虛加
牡蠣三錢　白芍錢半　腰痠加杜仲續斷各二錢

金水六君子湯　治虛勞咳嗽肺腎兩虛
大熟地三錢　當歸中錢半　結茯苓三錢

煮半夏二錢　桐因陳一錢　炙甘草五分

加味同六君子湯

安腎丸　治腎經久積陰寒，膀胱虛冷，下元衰憊，耳重聽焦，腰腿腫疼，臍腹撮痛，兩脇刺脹，小腹堅疼，下部濕癢，夜夢遺精，恍惚多驚，皮膚乾燥，面無光澤，不思飲食，大便溏泄，小便頻數，精神不爽，事多健忘，可常服之。

上肉桂三分　川烏頭一錢去皮尖　桃仁十四枚

刺蒺藜三錢去刺炒　巴戟二錢去心　懷山藥二錢

結茯苓三錢　肉蓯蓉二錢酒炒　川石斛三錢

中小斗

川萆薢二錢 漂白术錢半 破故帋錢半

如有小腸氣，加小茴香一錢。

四磨飲 治七情傷感，上氣喘息，妨悶不食。

西洋參 花檳榔 台烏藥 上沉香

右四味，各磨濃汁一湯甌，水一杯，煎數沸服。

葶藶大棗瀉肺湯 治肺癰喘不得卧者。

葶藶子三錢 大紅棗四枚

痰黄而粘，加川貝二錢。鬱熱，參三錢。喘逆甚，加前根錢半。咽痒不利，加堅射干錢半。

胃痛 附胃癰 腸癰 胸痹 心腹痛 脇肋痛 疝氣

原因

沈氏尊生曰。胃痛，邪干胃脘病也。蓋以肝木相乘為賊邪。腎寒厥逆為微邪。挾他臟而見症，當與心痛相同。但胃經本病，或滿或脹，或嘔吐吞酸，或不食，或便泄，或面浮黃，四肢倦怠，此等本病，必與客邪參雜而見。有因外吸涼風，內食冷物，卒然痛者。有因寒鬱者，有因火者。有因瘀血者。有因氣壅者。有因酒者。有因濕者。有因痰火者。有因諸蟲者。有因食而按之滿痛者。有因虛寒者。心悸亦由於心痛。食積痰飲瘀血作胃脘痛也。

聖濟總錄曰：胃脘癰由寒氣隔陽，熱聚胃口，寒熱不調，血肉腐壞，氣逆於胃，故胃脈沈細，陽氣不得上升，人迎熱甚，令人寒熱如瘧，身皮甲錯，或欬逆，或唾膿血。若脈洪數，膿已成也。必其人先有飲食積聚，或好飲醇醪，或喜食煎煿，一種熱毒之氣累積於中，又或七情之火鬱結日久，復感風寒，使熱毒之氣填塞胃脘，胃中清氣下陷，故胃脈沉細，惟為風寒所隔，故人迎緊盛也。若有此二脈，必成胃癰也。

王晉三云：心氣抑鬱不舒，則氣結於小腸之頭，阻傳道之去路，而為癰腫，即內經所謂臟不容邪則還之於府也。又云，肺與大腸相表裏。大腸癰者，肺氣下繫於大腸之頭。其道遠於上，其位近於下。

沈氏曰：大腸癰因七情飲食，或經行產後，瘀血留積，以致大腸實火壅熱所生病也。經云：關元穴屬小腸，天樞穴屬大腸，丹田穴屬三焦。其穴分隱痛者為疽，上肉微起者為癰。是古人之分大小腸癰，只以發現於本部位者名之，而其為病則相似，故概曰腸癰也。

外台云：胸脅痛者，因體與肝及腎之支脈虛為寒氣所乘故也。邪氣乘於胃脘，故傷其經脈，邪氣之與正氣交擊，故令胸脅相引而急痛也。

[illegible]

胸痹之症，係胸中陽氣被、寒痹塞，阻其前後之氣，不相貫通，留結在胸，有痰結、有停飲、有血瘀、有氣滯。彙補云：心為君主，義不受邪，若嚴心痛者，因內外邪犯心胞絡，或他臟邪犯心之支脈，非真心痛也。若真心痛，朝發夕死，謂之厥者，諸痛皆氣逆上衝，又痛極則發厥。然厥痛亦甚少，今人所患，大半是胃脘作痛耳。古人分為九痛：有瘀痛、食痛、熱痛、寒痛、氣痛、血痛、悸痛、蟲痛、疰痛、飲痛九種。

外台云：腹痛者，由臟腑虛寒冷之氣客於腸胃募原之間，結聚不散，正氣與邪交爭，故痛。心腹痛者亦然。

上衝於心、則心痛。下攻於腹則腹痛。上下相攻。故心腹絞痛。氣不得息。

內經云。疝者痛也。腹中藏府之痛。皆以疝名。若丸痛亦可名疝。非專指睾丸為疝也。脈譜曰。足厥陰肝病。丈夫㿗疝。婦人少腹腫。肝所生病為飧泄狐疝。陰陽別論曰。三陽為病發寒熱。其傳為㿗疝。邪氣藏府病形篇曰。小腸病者。小腹痛。腰脊控睾而痛。時窘之後。疝有外感而迫者。有氣血鬱滯。及用力過度而墜痛引小腹也。

症狀

素问举痛论，岐伯曰：寒氣客于脈外則脈寒，脈寒則縮踡，縮踡則脈絀急，絀急則外引小絡，故卒然而痛，得炅則痛立止。因重中于寒，則痛久矣。寒氣客于經脈之中，與炅氣相薄，則脈滿，滿則痛而不可按也。寒氣稽留，炅氣從上，則脈充大而血氣亂，故痛甚不可按也。寒氣客于腸胃之間，膜原之下，血不得散，小絡急引，故痛，按之則血氣散，故按之痛止。寒氣客于衝脈，衝脈起于關元，隨腹直上，寒氣客則脈不通，脈不通則氣因之，故喘動應手。寒氣客于背俞之脈，則脈泣，脈泣則血虛，血虛則痛，其俞注於心，故相引而痛，按之則

熱氣至則痛止矣。寒氣客于厥陰之脉。厥陰之脉絡
陰器。係于肝。寒氣客于脉中則血泣。脉急。故脇肋與
少腹相引痛矣。厥氣客于陰股。寒氣上及少腹。血泣
在下相引。故腹痛引陰股。寒氣客于小腸膜原之間
絡血之中。血泣不得注于大經。血氣稽留不得行。故
宿昔而成積矣。寒氣客于五藏。厥逆上泄。陰氣竭。陽
氣未入。故卒然痛死不知人。氣復反則生矣。寒氣客
于腸胃。厥逆上出。故痛而嘔也。寒氣客于小腸。小腸
不得成聚。故後泄腹痛矣。熱氣留于小腸。腸中痛。瘅
熱焦渴。則堅乾不得出。故痛而閉不通矣。

金匱曰。胸痺之病。喘息欬唾。胸背痛。短氣。寸口脈沉而遲。關上小緊數。胸痛不得臥。心痛徹背。胸痺心中痞。氣結在胷。胸滿脇下逆搶心。是胸既痺而且滿。上及於心中。牽及脇下。為留為結。為逆為搶。可謂陰邪之横行無忌矣。

沈氏云。胃癰之成也。必以漸。初起寒熱如瘧。欬唾膿血。後必有風熱固結。唇口瞤動。有痼積熱結聚者。有胸乳間痛。吐膿血腥臭者。乃胃陽遏抑病也。

金匱曰。腸癰之為病。其身甲錯。腹皮急。按之濡。如腫狀。腹無積聚。身無熱。脈數。此為腸內有癰膿。又曰腫

癰者少腹腫痞，按之即痛如淋，小便自調，時時發熱，
自汗出，復惡寒。
準繩曰：足厥陰之經，環陰器，抵少腹，人之病此者，其
發睾丸脹痛，連及少腹，則疝氣之係於肝經可知矣。

診斷

內經曰：胃脈實則脹，虛則泄。靈樞曰：飲食不下，隔塞
不通，邪在胃脘也。胃中寒，則手魚際之絡脈多青，胃
中熱，則手魚際之脈多赤，甚黑者，足陽明病，兩跗之
上脈堅緊者，足陽明症，此為胃脈也。
脈訣曰：沈弦細動，皆是痛症。心痛在寸，腹痛在關，下

亦在尺脈，象顯然

內經曰：診此者，當候胃脈。其脈當沉細，沉細者，氣逆也。逆者人迎甚盛，甚盛則熱。人迎者，胃脈也。逆而盛，則熱聚於胃口而不行，故胃脘為癰也。

腸癰，其脈遲緊，膿未成；脈洪數者，膿已成也。

金匱師曰：夫脈當取太過不及，陽微陰弦，即胸痺而痛。所以然者，責其極虛也。今陽虛知在上焦，所以胸痺心痛者，以其陰弦故也。平人無寒熱，短氣不足以息者，實也。

外臺曰：診其脈急者，為心痛引背，食不下。寸口脈沉緊者，心下有寒，時痛。關上脉緊，心下苦痛，左手寸口脉沉，則為陰，陰絕者，無心脉也。苦心下毒痛，又如刺。手寸口人迎以前脉，手少陰經也。沉者為陰，陰虛者病苦心腹痛，難以言，心如寒狀，心腹痛，痛不得息，脉細小者生，大堅疾者死。心腹痛，脉沉，細小者生，浮大而疾者死。

金匱曰：趺陽脉微弦，法當腹滿，不滿者，必便難，兩胠疼痛，此虛寒也，欲下上也。病者腹滿，按之不痛為虛，痛者為實，腹滿時減，復如故，此為寒。寸口脉弦者，即脇下拘急而痛，其人嗇嗇惡寒也。夫中寒家喜欠，其人

三百五十四

〻、才

清滞出。欲熱已和者善噫。中寒其人下利。以裏虛也。欲噫不能。此人肚中寒。夫瘦人繞臍痛。必有風冷。穀氣不行。而反下之。其氣必衝。不衝者。心下則痞。

疝氣之脉。宜沉實。急氣弦。外台云。寒疝積聚也。其脉弦而緊。積聚以滞而牢。積聚牢強。急者生。虛弱急者死。

藥法

丹溪曰。心胃痛。須分新久。明知身受寒口吃冷而得者。初得時。即溫散。或溫利。稍久則鬱。鬱久生熱。熱久生火。便不可用溫。必以山巵爲熱藥向導。凡痛宜分寒、熱、血、四條。寒溫之。熱清之。血散之。氣散之。心胃痛時。雖數日不吃飯不死。若痛止便吃物即復發。
必三五日服藥方可吃。
醫鑑云。胃脘痛。大率氣、食、居多。不可驟用補劑。蓋補
之則氣不通而痛愈甚。彙補云。若謂書服攻擊之品。
愈後復發。屢發屢攻。漸至脉來浮大空虛者。又當培補。
沈氏尊生曰。聖濟云。胃癰。若脉洪數。膿已成也。急用
排膿之劑。脉遲緊屬瘀血也。急當議下。否則毒氣内
攻。腸胃併腐。其害不小。
仲景治小腸癰。用苡米闌通心氣。榮養心境。佐以敗
醬化膿爲水。使以附子開小腸之結。化膀胱之氣。又

治大腸癰重用大黃芒硝開太腸之結，桃仁丹皮下將敗之血，以冬瓜仁清肺潤腸，服之當下血乃惡瘀膿之血也。若膿已成，肉已壞，又當先用排膿，不可下也。

金匱治胸痺，寸口脉沈遲，關上小緊數，陽氣失權，陰反佔之，法與通其胸中之陽，心痛徹背，如法加减，或蔞。急通其痞結之氣，若痰塞短氣，是水盛於氣，滯而為病，以甘淡利水，若氣盛於水，以苦辛開氣，若筋時見緩急，是君火微，腎陰氣盛迫肺，當用苡米稟陽明金氣以制風，合附子以大補陽氣，筋資陰養以得陽也。

入門云：心痛外則寒氣鬱遏元陽，初宜溫散，久則寒鬱成熱，治宜清解；內因鬱氣者，始終是熱，只宜苦寒瀉之，辛熱行氣為向導也。

彙補云：心痛滿悶，拒按便閉者，宜利，痛隨利減，所謂通則不痛也。如病後虛弱，食少體虛，因勞忍飢而發，手按痛緩者，治宜溫補。然喜按屬虛，拒按屬實，乃論其常耳。往往有陰寒凝結，亦令脹悶難按，必當溫散，無任寒涼。

又云：腹痛多屬血澀氣滯，宜甘以緩之；寒宜辛溫消散。熱宜苦寒清解。虛宜甘温調理，實宜辛寒攤蕩。在上者吐之，在下者利之，隨其乘侮勝復，俱以開胃調脾為主。表虛痛者，陽不足也，非温經不可。裏虛痛者，陰不足也，非養榮不可。上虛痛者，脾胃傷也，非調補中州不可。下虛痛者，肝腎虛也，非温補命門不可。臨證之頃，最宜審詳。

陳修園曰：疝者，睾丸腫大，牽引小腹而痛。丹溪云：專屬肝經。最景岳云：病名疝氣，以治疝必先治氣也。蓋寒有寒氣，熱有熱氣，濕有濕氣，逆有逆氣，俱當兼用氣藥也。

陳心典云。痧氣雖有寒、濕、氣、血、食、積、火痧之名，其治法不外溫經散寒，除濕行氣，活血導火，與壓為主。

處方

平胃散　治氣積濕滯，或脹或痛，在胃脘及腹者。

方見感冒章

若挾厥陰風熱，加柴胡錢半、白芍錢半。如感障氣作痛，加藿香梗一錢；滿悶，加砂仁殼七分。氣鬱不舒，加紫蘇梗一錢。嘔逆，加半夏二錢；吐，加川連七分。

若氣痞或有癥瘕臟結等症，加川芎、瞿麥各錢半，木香、沈香各五分，酒大黃錢半。

中內科

温胆湯　治肝鬱脉絡不通，胸腹痛，或中脘作疼。

方見温疫章。

胃脘痛引大腹，加元胡索、金鈴子各錢半。牽引兩

脇，加百合三錢，烏藥錢半。肝熱作痛，加白芍錢半。

大便不通，加括樓仁錢，[illegible]仁錢半。兼脹加川

厚朴一錢。

半夏瀉心湯　治傷寒五六日，嘔而發熱，柴胡症俱

在，或以他藥下之，滿為痞為痛。若厥陰木氣

鬱於胃絡，嘔逆而痛，亦主之。蟲痛亦能療之。

方見霍亂章。